Alfredo Procino

Deregolazione dei geni HOX nelle principali neoplasie umane

AF138568

Alfredo Procino

Deregolazione dei geni HOX nelle principali neoplasie umane

I geni HOX: la firma genica nello studio della biologia del cancro

Edizioni Accademiche Italiane

Impressum / Stampa

Bibliografische Information der Deutschen Nationalbibliothek: Die Deutsche Nationalbibliothek verzeichnet diese Publikation in der Deutschen Nationalbibliografie; detaillierte bibliografische Daten sind im Internet über http://dnb.d-nb.de abrufbar.
Alle in diesem Buch genannten Marken und Produktnamen unterliegen warenzeichen-, marken- oder patentrechtlichem Schutz bzw. sind Warenzeichen oder eingetragene Warenzeichen der jeweiligen Inhaber. Die Wiedergabe von Marken, Produktnamen, Gebrauchsnamen, Handelsnamen, Warenbezeichnungen u.s.w. in diesem Werk berechtigt auch ohne besondere Kennzeichnung nicht zu der Annahme, dass solche Namen im Sinne der Warenzeichen- und Markenschutzgesetzgebung als frei zu betrachten wären und daher von jedermann benutzt werden dürften.

Informazione bibliografica pubblicata da Deutsche Nationalbibliothek (Biblioteca Nazionale Tedesca): la Deutsche Nationalbibliothek novera questa pubblicazione su Deutsche Nationalbibliografie. Dati bibliografici più dettagliati sono disponibili in internet al sito web http://dnb.d-nb.de.
Tutti i nomi di marchi e di prodotti riportati in questo libro sono protetti dalla normativa sul diritto d'Autore e dalla normativa a tutela dei marchi. Questi appartengono esclusivamente ai legittimi proprietari. L'uso di nomi di marchi, di nomi di prodotti, di nomi famosi, di nomi commerciali, di descrizioni dei prodotti, ecc. anche se trovati senza un particolare contrassegno in queste pubblicazioni, sono considerati violazione del diritto d'autore e pertanto non possono essere utilizzati da chiunque.

Coverbild / Immagine di copertina: www.ingimage.com

Verlag / Editore:
Edizioni Accademiche Italiane
ist ein Imprint der / è un marchio di
OmniScriptum GmbH & Co. KG
Heinrich-Böcking-Str. 6-8, 66121 Saarbrücken, Deutschland / Germania
Email / Posta Elettronica: info@edizioni-ai.com

Herstellung: siehe letzte Seite /
Pubblicato: vedi ultima pagina
ISBN: 978-3-639-77558-7

INDICE

Prefazione

Mentre scrivo queste poche righe, ritorno indietro nel tempo a circa 18 anni fa, quando ero alla ricerca di un laboratorio dove poter lavorare alla mia tesi di laurea. Una mia collega mi fissò un appuntamento presso il Dipartimento di Medicina Clinica e Sperimentale della Facoltà di Medicina e Chirurgia di Napoli "Federico II", in quella sede conobbi il Dottore Clemente Cillo che mi descrisse l'attività di ricerca che praticava nel suo laboratorio e sentii parlare per la prima volta dei geni omeotici ed in particolare dei geni HOX; ricordo che accettai immediatamente di lavorare nel suo gruppo di ricerca, perché mi entusiasmava l'idea di studiare un argomento così complesso che interessava (ed interessa) quello che a mio giudizio rappresenta la sfida biologica più importante nel settore dello studio delle patologie umane: il cancro. Iniziai praticamente subito la mia attività di ricerca aiutato dalla Dottoressa Monica Cantile (attualmente in forza all'Istituto Tumori Fondazione "G. Pascale" di Napoli) e giorno dopo giorno, in realtà esperimento dopo esperimento, restavo sempre più affascinato dall'attività di questi geni. Mancava poco al 2000 ed il progetto genoma era quasi completo quindi tutti i ricercatori vivevano ed aspettavano con grande eccitamento il giorno in cui avrebbero avuto a disposizione tutte le informazioni generate da una simile scoperta, eravamo convinti (a ragion veduta) che stavamo vivendo un momento storico e che la ricerca nell'area della genetica e della biologia molecolare sarebbe stata stravolta. Infatti, negli ultimi quindici anni, in particolare dopo il sequenziamento del genoma umano, è migliorata la comprensione circa la regolazione della struttura del DNA e il controllo dell'espressione genica. Lo studio epigenetico relativo al programma della memoria cellulare, il controllo del differenziamento cellulare, il mantenimento del fenotipo specifico è in continua evoluzione. Inoltre, è nuove argomentazioni sono emerse riguardo all rischio patologico associato alla deregolazione del genoma umano. In questo contesto di ricerca ritengo che il modello proposto dai geni del circuito HOX, è utile poiché rappresenta un sistema coordinato di geni cruciali per il normale sviluppo embrionale, esercitano un ruolo chiave nel controllo del programma della memoria cellulare e nella regolazione del fenotipo cellulare. I geni del circuito HOX lavorano all'interno della rete in sincronia, come gli elementi musicali di un'orchestra, sono in grado di regolare e controllare altri programmi genici, soprattutto attraverso l'interazione con miRNAs e ncRNAs attivando o bloccando la trascrizione genica; diverse evidenze confermano questo fenomeno. In effetti, una regolazione aberrante del circuito è responsabile di danni strutturali: i) agenesia durante lo sviluppo embrionale, ii) malformazioni negli adulti, iii) alterazione di processi fisiologici e malattie come la trasformazione neoplastica.

Il prossimo futuro si apre con un eccitante sfida, decodificare nel profondo i misteri ed i segreti del genoma umano; io sono convinto che i geni HOX saranno determinanti per la comprensione dei meccanismi che regolano le attività delle cellule in condizioni normali e durante la trasformazione in corso di patologie (non solo neoplastica). Infine, uno studio approfondito dei geni homeobox Classe I sarà utile per rispondere alle numerose domande che costantemente giungono dal genoma. Immagino e mi piace pensare al network come alla **"Stele di Rosetta" da utilizzare nello studio per la comprensione della biologia cellulare umana.**

Alfredo Procino BSc, Ph.D

"La ricerca intesa come strumento di conoscenza e non come oggetto
di competizione e strumento di potere."
R.L. Montalcini

*
* *

CAPITOLO I:

I geni HOX

1. Introduzione

I geni contenenti l'omeobox costituiscono una famiglia di fattori di trascrizione coinvolti nella regolazione di processi fondamentali dello sviluppo embrionale. I membri di questa famiglia genica, anche se diversi l'uno dall'altro, contengono una sequenza comune di 183 nucleotidi (omeobox) che codifica un dominio proteico di 61 aminoacidi (omeodominio). L'omeodominio possiede una struttura secondaria a tripla elica che gli conferisce la proprietà di legarsi al DNA come il repressore del fago Lambda. L'elica terminale III riconosce una sequenza nucleotidica sul DNA e vi si lega. Il suo ruolo è pertanto quello di promuovere o reprimere l'espressione del gene a valle della sequenza riconosciuta, svolgendo la sua funzione di regolatore trascrizionale (Figura 1) [1]. L'omeobox è stato originariamente identificato nei geni omeotici responsabili dell'identità segmentale nello sviluppo del moscerino della frutta Drosophila melanogaster [2]. Successivamente geni contenenti l'omeobox sono stati trovati in numerosi organismi evolutivamente distanti tra loro, dai nematodi ai vertebrati. I geni contenenti l'omeobox sono raggruppabili in varie classi, identificate sulla base della similarità degli omeodomini e delle regioni fiancheggianti [3]. L'omeodominio del gene antennapedia di Drosophila (Ant) definisce la sequenza consenso che caratterizza gli omeodomini di Classe I [4]. Fino ad oggi sono state identificate diverse altre famiglie di geni contenenti l'omeobox: EMX, PAX, MSX e molti geni omeobox isolati [3]. E' stato ipotizzato che geni contenenti l'omeobox, costituiscono lo 0,1-0,2% dell'intero genoma [5]. Nei mammiferi, i geni con la sequenza per l'omeodominio di Classe I sono organizzati in un network comprendente quattro loci localizzati su differenti cromosomi ed espressi, durante l'embriogenesi, con una specificità posizionale. Essi sono denominati geni HOX nell'uomo e Hox nel topo. I clusters HOX sono stati localizzati sui cromosomi 7p15.3

5

(HOX A), 17q21.3 (HOX B), 12q13.3 (HOX C) e 2q31 (HOX D) [6]. Nel topo e nell'uomo sono stati attualmente identificati 39 geni HOX (Hox) allineati, in orizzontale, secondo la posizione che occupano sui cromosomi ed, in verticale, sulla base dell'omologia dell'omeodominio che codificano (Figura 2). Quest'allineamento definisce tredici gruppi paraloghi. Se ad ognuno dei gruppi si sovrappone il gene omeotico della Drosophila, il cui omeodominio presenta la massima omologia, si definisce dall'estremità 3' al 5' il piano fisico del moscerino, nel senso che i geni localizzati in prossimità della regione 3' sono espressi anteriormente e quelli presenti nella regione del 5' sono espressi nella parte posteriore della Drosophila. Questa proprietà è definita colinearita. I geni HOX sono strutturalmente e funzionalmente omologhi al complesso omeotico HOM-C della Drosophila [7]. La loro organizzazione indica una comune origine da un gene ancestrale presente negli insetti, mediante duplicazione nella discendenza evolutiva che conduce ai vertebrati, prima della separazione tra artropodi e cordati, risalente a seicento milioni di anni fa [8] (Figura 3). Di conseguenza, le famiglie dei geni HOX ed HOM, rappresentano moduli genomici strutturali e funzionali, integrati in specifiche regioni cromosomiche per agire come circuiti regolatori.

Durante lo sviluppo dei mammiferi, l'espressione dei geni HOX si manifesta nella fase della gastrulazione e controlla l'identità delle specifiche regioni lungo gli assi del corpo, dall'area branchiale fino alla coda [9]. Ciò si realizza secondo le regole della colinearità temporale e spaziale, con geni HOX posizionati nella regione del 3' espressi all'inizio nello sviluppo e controllano le regioni anteriori, seguiti progressivamente da geni HOX espressi successivamente durante lo sviluppo embrionale, che controllano la formazione delle strutture anatomiche [10]. In particolare i geni HOX dei gruppi di paralogia da HOX1 a HOX4 controllano principalmente l'area brachiale e del romboencefalo, la regione embrionale corrispondente alla parte del cervello posteriore [11]. I geni HOX centrali nei gruppi paraloghi da HOX5 a HOX8, controllano la porzione toracica del corpo, e i geni

HOX dei gruppi paraloghi da HOX9 a HOX13, espressi all'estremità 5', controllano l'area lombo-sacrale compresa quella genitale e anale. L'intera famiglia dei geni HOX è espressa durante lo sviluppo embrionale del sistema nervoso centrale (CNS) [12]. L'organizzazione fisica dei geni HOX è essenziale per la loro espressione ed è responsabile di funzioni biologiche fondamentali, che cominciano solo adesso ad essere comprese. Indicazioni recenti suggeriscono il coinvolgimento di geni contenenti l'omeobox nella regolazione di funzioni cruciali della cellula eucariota adulta, e in numerose malattie umane, dal cancro al diabete.

Il coinvolgimento dei geni HOX nella determinazione dello scheletro assile, durante lo sviluppo embrionale, è stato difficile da dimostrare per la mancanza di mutazioni omeotiche nei vertebrati. Esperimenti di transegenesi hanno consentito la generazione di mutazioni con perdita o acquisizione di funzione in specifici geni del circuito HOX; i risultati hanno suggerito l'ipotesi della dominanza posteriore [13], secondo la quale il programma morfogenetico eseguito ad un livello specifico dell'asse corporeo, coinvolge il gene HOX più posteriore espresso a questo livello. In seguito, esperimenti con doppi e tripli mutanti [14] hanno evidenziato che il programma morfogenetico realizzato ad un certo stadio dell'asse antero-posteriore risulta dalla combinazione dell'espressione di una serie di geni HOX del circuito, piuttosto che di uno solo di essi dominante [15]. Pertanto il modello della dominanza posteriore è stato adattato alla ridondanza dei geni del circuito HOX nei mammiferi.

Interazione tra geni HOX sono state descritte durante la morfogenesi degli arti e la segmentazione organo-specifica [16]. A livello cellulare, l'interazione tra geni HOX interni al circuito, [17] e tra geni HOX, omeobox e geni regolatori ed effettori esterni, è stata abbondantemente descritta [18].

2. Geni Hox, miRNAs e ncRNAs

Una delle più importanti acquisizioni dell'era post-genomica è stata l'identificazione all'interno del genoma di piccoli RNA non codificanti (21 nucleotidi in lunghezza) con funzione regolativa (miRNAs) e di lunghi RNA non codificanti (ncRNAs) che vanno da 300 nucleotidi a più di 10 Kb che vanno soggetti a splicing, poliadenilazione e sono diversi tra loro così come gli RNA codificanti proteine [19 e 20].

Almeno 30 dei 39 geni del circuito HOX dei mammiferi manifestano al 3' UTR (sezioni dell'RNA posizionate prima del codone d'inizio e dopo il codone di stop, che non vengono tradotte pertanto definite *untranslated region)* uno o più siti di interazione con miRNAs di vertebrati, molti dei quali sono stati identificati sperimentalmente [21]. Sei geni codificanti miRNAs sono stati identificati come localizzati all'interno del circuito HOX. Tre geni codificano miRNA196 (mir-196b, mir-196a-1 e mir-196a-2) sono posizionati tra i geni HOX dei gruppi paraloghi 9-10, due geni codificanti per i mirRNA10a e miRNA10b tra i gruppi paraloghi 4-5 del circuito HOX ed infine il mir-PGCEM1 al 5' di HOXD13. Pertanto i mir-196 e mir-10 miRNAs mostrano la stessa organizzazione paraloga dei geni HOX (Fig. 4) [21]. L'omologo in Drosophila del miRNA-196, denominato iab-4, genera la trasformazione omeotica di altere in ali [22].

Una sovrapposizione funzionale è pertanto condivisa tra geni HOX e miRNAs. I ncRNAs possono realizzare funzioni differenti nella regolazione genica, in particolare nel controllo epigenetico dell'interazione DNA-cromatina [23]. L'esempio più importante di questa funzione è dato dal processo di silenziamento del cromosoma X da parte del ncRNA XIST attraverso l'interazione con i prodotti dei geni Polycomb [24]. Recentemente, 231 ncRNAs sono stati identificati all'interno del circuito HOX. Tra essi è incluso un ncRNA lungo 2.2 kb localizzato all'interno del locus HOXC sul cromosoma 12q13-15, denominato HOTAIR, che reprime la trascrizione in trans lungo 40kb del locus HOXD sul cromosoma 2q31-33, interagendo con il Polycomb Responsive Element (PRE) ivi localizzato [24]. Un altro ncRNA, HOTAIRM1, è stato identificato al 3' del locus HOXA, tra i geni HOXA1 ed HOXA2. HOTAIRM1 Svolge un ruolo importante nella modulazione dell'espressione genica della parte anteriore del locus HOXA durante la mielopoiesi [25]. Pertanto, la trascrizione dei ncRNAs può agire su domini cromosomici di silenziamento genico a distanza. Questa scoperta presenta importanti implicazioni per la regolazione genica nello sviluppo, nelle patologie e nella medicina rigenerativa.

Sul cromosoma 2q31-33, adiacente al locus HOXD è localizzato il gene SATB2, già noto per indurre, se mutato, palatoschisi [26]. SATB2 codifica per una proteina della matrice nucleare ed è capace di reprimere l'espressione di HOXA2 [27]. HOXA2 è localizzato sul cromosoma 7q13, regola la segmentazione degli archi branchiali ed inibisce l'osteogenesi [27]. La repressione di HOXA2 da parte di SATB2 attiva Rnx2 per promuovere la differenziazione osteoblastica e la formazione delle ossa [28]. Queste osservazioni dimostrano l'interazione molecolare tra il locus HOXD (cromosoma 2q32) ed il locus HOXA (cromosoma 7q13) durante l'osteogenesi e la generazione degli archi branchiali.

3. Geni Hox e fisiologia cellulare

I geni HOX e più in generale i geni contenenti l'omeobox, oltre ad essere implicati nella regolazione di processi fondamentali durante lo sviluppo embrionale, svolgono anche un ruolo essenziale nel controllo della proliferazione cellulare e in processi fisiologici cruciali della cellula, come dimostrato dalla recente descrizione di difetti congeniti [29], somatici [30], e metabolici [31] derivanti da alterazioni di questi geni.

E' noto che i geni HOX sono espressi negli organi umani adulti normali. Ciascuno organo (rene, colon, polmone e fegato) manifesta una combinazione di espressione di geni HOX che rappresenta il suo profilo molecolare [32]. Il pattern di espressione differisce sostanzialmente da organo ad organo rispetto ai geni che risultano attivi o silenti. E' possibile quindi ipotizzare che il pattern d'espressione dei geni HOX sia il risultato dell'insieme delle espressioni di fenotipi cellulari differenti e caratteristici di ciascun organo (come una firma genica specifica per ogni organo). I patterns di espressione organo-specifico del circuito HOX possono essere considerati responsabili contemporaneamente della forma, della struttura e del corretto posizionamento degli organi lungo l'asse corporeo antero-posteriore [33].

Studi recenti hanno inoltre dimostrato il coinvolgimento dei geni HOX nel controllo del ciclo cellulare nonché nella morte cellulare programmata (apoptosi), processo fondamentale sia durante lo sviluppo embrionale che nell'evoluzione tumorale. I prodotti dei geni p53, Bax e Bcl-2 sono cruciali per lo svolgersi del processo apoptotico; mutazioni che interessano questi geni comportano un blocco dell'apoptosi che consente a cellule alterate di poter continuare a vivere al di là di quanto stabilito nel loro programma genico. Il gene HOXA9, cruciale per il controllo dell'ematopoiesi, induce apoptosi in timociti primitivi [34]. Il gene HOXA5 può regolare trascrizionalmente p53 [35]. Questa interazione impedirà alla proteina p53, di lavorare come "guardiano' del genoma, determinando una proliferazione cellulare incontrollata.

Numerosi studi suggeriscono, inoltre, l'implicazione di alcuni geni contenenti omeobox nel controllo del metabolismo lipidico [36]. Infine il circuito HOX completo risulta particolarmente attivo nel tessuto adiposo. Il confronto dell'espressione dei geni HOX nei diversi depositi di tessuto adiposo chiaro (WAT), extraperitoneale, intraperitoneale, dermico e tessuto adiposo bruno (BAT), mostra che 11 dei 39 geni HOX sono attivi costitutivamente in ogni tipo di campione adiposo analizzato. Inoltre, l'espressione dei geni del gruppo paralogo HOX4 si configurano come un segnale per indurre direzioni differenziative alternative alla stessa cellula staminale mesenchimale (precursore adipocitico). I geni HOXB4 e HOXD4, costitutivamente silenti, in tutti i tipi di tessuto adiposo agiscono da marcatori di lineage. Il gene HOX A4, attivo nel tessuto adiposo chiaro e spento in quello bruno, e, viceversa, HOX C4, silente nel tessuto adiposo chiaro ed attivo in quello bruno, agiscono come markers differenziativi tra WAT e BAT [37].

4. Geni HOX e ciclo cellulare

Studi recenti hanno dimostrato il coinvolgimento dei geni HOX nel controllo del ciclo cellulare. Gli ortologhi umani del gene omeotico Abdominal-B di Drosophila, HOXA13, HOXC10 e HOXC13 interagiscono con una sequenza di 74 bp dell'origine di replicazione del gene della Lamina B2; inoltre, l'espressione di HOXC10 dipende dal ciclo cellulare ed è positivamente correlata con la proliferazione cellulare nei mammiferi [38].

5. Geni HOX ed apoptosi

E' stato dimostrato il coinvolgimento dei geni HOX nella morte cellulare programmata (apoptosi), processo fondamentale sia durante lo sviluppo embrionale che nell'evoluzione tumorale. I prodotti dei geni p53, Bax e Bcl-2 sono cruciali per lo svolgersi del processo apoptotico; mutazioni che interessano questi geni comportano un blocco dell'apoptosi che consente a cellule alterate di poter continuare a vivere al di la di quanto stabilito nel loro programma genico. Il gene HOXA9, cruciale per il controllo dell'ematopoiesi, induce apoptosi in timociti primitivi [39]. Come detto in precedenza, HOXA5 può regolare trascrizionalmente p53 [40]. Questa interazione impedirà l'azione di p53, di controllare il genoma, determinando una proliferazione cellulare incontrollata.

6. Azione dell'acido retinoico sui geni HOX

La regolazione dell'espressione dei geni HOX è stata studiata estensivamente. Le regioni promotrici di diversi geni del circuito, sono caratterizzate dalla presenza di elementi regolativi, sia positivi che negativi, tra cui siti sensibili all'acido retinoico. L'acido retinoico (RA) è un morfogeno appartenente alla famiglia dei retinoidi, comprendente tre tipi di molecole: l'acido trans-retinoico, l'acido 9-cis-retinoico e l'acido 3,4 dideidroretinoico. Questo ha un ruolo influente nella proliferazione e differenziazione delle cellule preneoplastiche e neoplastiche e, in particolare, sembra essere un potente inibitore della crescita *in vitro* di diverse linee cellulari tumorali. Le risposte cellulari all'acido retinoico sono mediate da tre tipi di recettori nucleari (RARs) che includono i sottotipi RAR-α [41], RAR-β [42] e RAR-γ [43], i cui geni rispettivi sono stati clonati. I RARs e i recettori per il retinoide X (RXRs) sono fattori trascrizionali e appartengono alla superfamiglia dei recettori nucleari ormonali (che include i recettori per gli ormoni tiroidei e steroidei). In seguito al legame con l'acido retinoico, i RARs attivano la trascrizione di geni target mediante il legame ad elementi RA-sensibili (RAREs). Un gene target è lo stesso gene del recettore beta. Infatti un RARE è stato identificato nella regione del suo promotore. Si è visto che l'acido retinoico induce l'alterazione dell'espressione dei geni HOX durante i primi stadi di sviluppo embrionale. Inoltre l'espressione di geni HOX, normalmente silenti in cellule di carcinoma embrionale umano, si realizza in ordine sequenziale dopo l'azione dell'acido retinoico [44]. Infatti i geni HOX presenti nella regione 3' del circuito, sono attivati precocemente dal morfogeno mentre quelli al 5' si attivano in fase tardiva. Ciò suggerisce che la regolazione dell'espressione dei geni HOX avviene secondo un meccanismo a cascata che si manifesta su regioni estese dei loci HOX con una polarità che va nella direzione dal 3' al 5'. Ciononostante alcuni geni al 5' non si attivano in presenza del morfogeno. Sembra inoltre che esista, al livello del gruppo paralogo HOX5, dei 13 gruppi paraloghi in cui sono organizzati i geni HOX, un limite di sensibilità all'azione dell'acido retinoico [45]. Esperimenti in vivo in cui si somministrano dosi teratogene di acido retinoico a topi gravidi, al 7.5 giorno di gestazione, generano nell'embrione una trasformazione omeotica nella regione branchio-cervicale, in particolare a carico delle prime vertebre cervicali [46].

7. Fattori di crescita, citochine e geni HOX

Le interazioni fra citochine e fattori di crescita, omeoproteine e molecole di adesione sono determinanti per le cellule viventi [47]. Queste interazioni consentono il trasferimento di informazioni all'interno della cellula e fra cellule vicine, mediante

12

segnali collegati alla secrezione di fattori di crescita, al fine di raggiungere proteine nucleari capaci di regolare l'espressione genica (omeoproteine). In senso inverso, attraverso il coinvolgimento delle molecole morfogeniche, le omeoproteine influenzano la meccano-chimica dell'interazione tra cellule nella generazione e nel mantenimento delle strutture tridimensionali quali i tessuti e gli organi. Le molecole coinvolte nelle fasi iniziali di questi processi appartengono, principalmente, ai fattori di crescita di tipo fibroblastico (FGFs) e alle famiglie del "transforming growth factors-β", (TGF-β), delle "Bone Morphogenetic proteins" (BMPs), alle molecole segnale tipo "Hedgehogs" e Wnt, all'acido retinoico e ai suoi recettori. La regolazione dell'espressione genica è fisicamente realizzata dai geni omeobox e dai fattori di trascrizione della famiglia Gli.

L'interazione fra le molecole segnale e i fattori di trascrizione si verifica, in stadi differenti dell'organogenesi, secondo: i) Un organizzazione specifica per la struttura da generare. In fasi differenti dell'odontogenesi, fattori di crescita secreti hanno effetti distinti e sono regolati da fattori diversi disposti a valle. I geni omeobox Msx1 e Pax-9 sono inizialmente regolati da FGFs e BMPs, ma successivamente funzionano a monte di queste molecole segnale [48]; ii) Un sistema ciclico. Il gene Abd-A di Drosophila, controlla l'espressione di un gene omologo (dpp) al TGFβ. L'espressione di dpp nelle cellule endodermiche richiede l'espressione concomitante del gene omeotico "labial" [49].

La fase finale dell'organogenesi coinvolge proteine strutturali come le molecole di adesione cellulare responsabili della generazione del fenotipo appropriato. L'espressione coordinata di proteine omeobox induce l'espressione corrispondente di specifiche molecole di adesione (integrine, ICAM) [50]. I geni omeobox Msx-1 e Msx-2 sono capaci di regolare l'adesione cellulare mediata dalla molecola Caderina [51]. Geni omeobox (Evx-1) e i geni HOX (HOX B8 e HOX B9) sono capaci di interagire con la regione promotrice dei geni della citotactina e N-CAM mediante meccanismi che coinvolgono il circuito di traduzione del segnale legato ad un fattore di crescita [52]. Uno dei migliori esempi di interazione fra fattori di crescita, fattori di trascrizione tipo omeobox, componenti della superficie cellulare, e matrice extracellulare, è rappresentato dalla conoscenze attuali delle caratteristiche molecolari relative alla mineralizzazione cellulare durante lo sviluppo scheletrico [53].

8. I geni HOX, la matrice extracellulare e le molecole di adesione

La matrice extracellulare (ECM) svolge un ruolo importante nel determinare i fenotipi cellulari attraverso la modulazione dell'espressione genica [54]. La connessione tra molecole della matrice extracellulare, fattori di crescita e molecole dell'adesione cellulare risulta ampiamente documentata in letteratura. Questo circuito morforegolativo trasporta segnali dalla ECM all'interno delle cellule, i quali attivano regolatori trascrizionali per specifici programmi genici responsabili a loro volta della conseguente modificazione fenotipica della cellula. Alterazioni in fasi specifiche di questo complesso sistema di segnalazione genereranno un fenotipo cellulare modificato o una funzione cellulare distorta con conseguenti danni metabolici e strutturali.

Una serie di evidenze testimoniano dell'interazione tra geni HOX e l'ECM; un'espressione alterata di Hox D9 è stata osservata nel topo omozigote recessivo per l'integrina α-5 [55]. L'espressione di Hox D3 induce aumenti concomitanti di espressione dell'integrina α-5β-3 e dell'attivatore del plasminogeno (UPA). Hox C10, HoxC11, HoxC13 sono collegabili ad una diminuzione di espressione di α-2β-1, α-5β-1 e α-6β-1 [56]. Inoltre i 4 clusters Hox sono localizzati in prossimità di altrettanti clusters di geni per le integrine sui cromosomi chr-7, chr-17, chr-12, chr-2. E' stato dimostrato, sulla base di analisi filogenetiche, che le famiglie dei geni Hox e dei geni per le integrine hanno subito un processo evolutivo in parallelo ed in prossimità.

9. Geni HOX e malattie umane

Molte sono le indicazioni che associano i geni HOX e i geni contenenti l'omeobox a numerose malattie umane, dal cancro al diabete. Una mutazione nel gene HOXD13 è stata scoperta essere responsabile della sinpolidattilia, una rara patologia ereditaria che comporta dita soprannumerarie e mano palmata. La mutazione determina la sintesi della corrispondente omeoproteina con l'espansione di un tratto di alanina all'estremità ammino-terminale [57]; un'altra mutazione a carico del gene HOXA13, un gene strettamente correlato a HOXD13, genera una sindrome che determina alterazione nella struttura di mani, piedi ed apparato uro-genitali e che va sotto il nome di "hand-foot-genital syndrom" (HFG). Queste mutazioni confermano il coinvolgimento contemporaneo dei geni HOX nella determinazione delle strutture corporee e nel controllo della crescita cellulare [58].

Numerosi studi hanno dimostrato un effetto degli ormoni sessuali sull'espressione dei geni HOX nella ghiandola mammaria e nel carcinoma ovarico [59]; lo sviluppo della ghiandola mammaria durante la gravidanza, è sotto il controllo dei geni HOXA9, HOXB9, HOXD9 [60]. Invece HOXC6 è inattivo durante la gravidanza perché esposto alla regolazione negativa operata dagli ormoni steroidei [61]. Durante il periodo mestruale, in relazione all'aumento concentrazioni di estrogeni e progesterone circolanti, si evidenzia un aumento dell'espressione di HOXA10 e HOXA11 e ciò suggerisce il coinvolgimento di questi geni nello sviluppo endometriale, nell'impianto e mantenimento della gravidanza [62].

Indicazioni recenti riportano l'espressione di HOXD9 nella membrana sinoviale di pazienti con artrite reumatoide ma non in quelli con osteoartrite o in individui sani, suggerendo che HOX D9 possa contribuire allo sviluppo di questa patologia [63].

In un lavoro preliminare recentemente da me pubblicato, volto a dimostrare il coinvolgimento dei geni HOX nella patogenesi della celiachia, ho presentato una serie di dati che dimostrano, per la prima volta, l'upregulation del lncRNA HOTAIR e dei geni HOXC11, HOXC12, in linee cellulari CaCo2 trattate con il peptide tossico della gliadina P31-43 [64,65]

10 Interazioni molecolari tra cluster HOX

Il gene HOXA13 è richiesto per il mantenimento del programma trascrizionale distale-specifico in fibroblasti di epidermide adulta che include l'espressione di WNT5A, un gene WNT non canonico richiesto per lo sviluppo distale [66]. Attraverso un analisi di Chip-Chip sono stati identificati le regioni promotrici dei sette geni che interagiscono maggiormente con HOXA13 suggerendo la loro positiva attivazione trascrizionale operata da questo gene. La stessa analisi ha inoltre identificato i geni negativamente regolati da HOXA13 a causa della loro correlazione inversa coni livelli di espressione di HOXA13. E' interessante che i geni più deregolati da HOXA13 includono i geni localizzati al 3' del locus HOXB, esattamente da HOXB2 ad HOXB7 suggerendo un interazione molecolare tra i loci HOXA ed HOXB presenti rispettivamente sul cromosoma 7 e 17. Studi recenti hanno portato alla scoperta di un lncRNA, chiamato HOTTIP, trascritto a partire dalla regione 5' del locus HOXA che coordina l'attivazione di una serie di geni al 5' del locus HOXA [65]. HOTTIP interagisce con geni della famigli Trithorax, inducendo la trimetilazione della lisina 4 nell'istone H3 e la trascrizione genica lungo il locus HOXA ed organizza i domini cromatinici per coordinare l'attivazione genica a lungo raggio. Coerentemente con la sua localizzazione genomica nella regione 5' del gene HOXA13, HOTTIP è espresso dallo sviluppo alla vita adulta nelle localizzazioni anatomiche lombo-sacrali. Deplezione dell'RNA di HOTTIP nel topo induce alterazioni simili ad inattivazione di HoxA11 ed HoxA13, suggerendo il controllo in vivo dei geni Hox lombo-sacrali da parte di HOTTIP [67].

Concludendo, possiamo considerare il locus HOXA, associabile alle cellule mesenchimali (sangue), endoteliali e alle loro interazioni con elementi neuronali (HOXA/HOXB). Il locus HOXB, prevalentemente associato al fenotipo neurogenico (rombomeri, acido retinoico). Il locus HOXC, caratterizza la componente epiteliale, è coinvolto nell'interazione epitelio/mesenchima ed alla linfopoiesi. Il locus HOXD alla condensazione mesenchimale, all'interazione epitelio/mesenchima (con il locus HOXC) e al fenotipico neuroendocrino-neurogenico. Il fenotipo neurogenico corrispondente alla funzione iniziale (ectodermica) del circuito HOX, prima che i circuiti genici degli altri due foglietti embrionali, para-Hox (Cdx) (mesodermica) ed Nk (mesenchimale) andassero dispersi nel genoma e la funzione di caratterizzare l'identità fenotipica ricadesse sui geni Hox [68].

In conclusione, le interazioni molecolari descritte tra i geni Hox all'interno del circuito supportano il concetto di un software molecolare capace di regolare l'identità fenotipica cellulare e la comunicazione tra cellule. I differenti loci HOX possono essere collegati, rispetto alle loro funzioni, a specifici fenotipi cellulari.

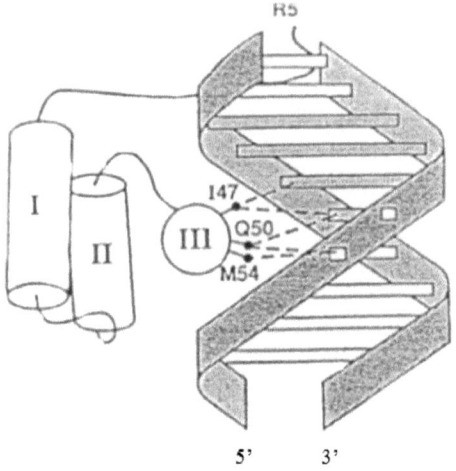

Fig. 1: Struttura ad α-elica dell'omeodominio.

18

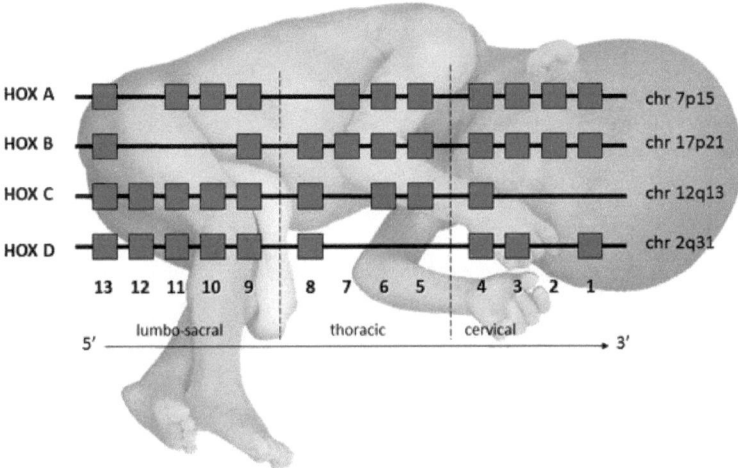

Fig. 2: Rappresentazione schematica dei geni HOX

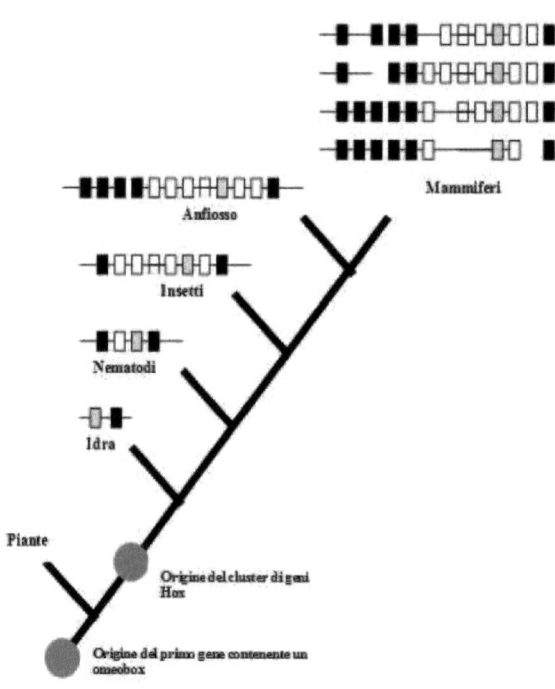

Fig. 3: Evoluzione del circuito HOX

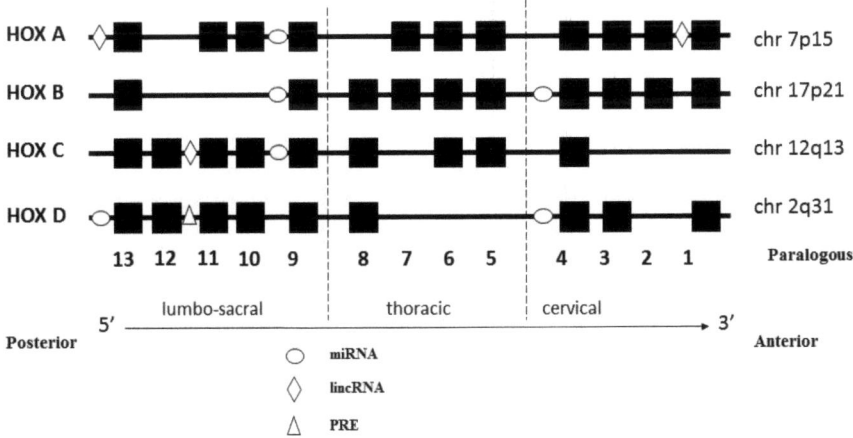

Fig. 4: Localizzazione dei ncRNAs e miRNAs all'interno del network dei geni HOX

BIBLIOGRAFIA

1. McGinnis W, Krumlauff R. 1992. Homeobox genes and axial patterning. Cell 68:283±302

2. Lewis EB. 1978. A gene complex controlling segmentation in Drosophila. Nature 276:565±570

3. Duboule D. 1994. Guidebook to the Homeobox Genes. Oxford: Oxford University Press

4. Akam ME. 1987. The molecular basis for metameric pattern in the Drosophila embryo Development 101:1±22

5. Stein S, Fritsch R, Lemaire L, Kessel M. 1996. Checklist: Vertebrate homeobox genes. Mech. Dev 55:91±108

6. Apiou F, Flagiello D, Cillo C, Malfoy B, Poupon MF, Dutrillaux B. 1996. Fine mapping of human HOX gene clusters. Cytogenet Cell Genet 73:114±115.

7. Krumlauf R. 1994. Hox genes in vertebrate development. Cell 70:191± 201

8. Stuart JJ, Brown SJ, Beemann RW, Denell RE. 1993. The Tribolium homeotic gene abdominal is homologous to abdominal-A of the Drosophila bithorax complex. Development 117:233±243.

9. Graham A, Papalopulu N, Krumlauf R. 1989. The murine and Drosophila Homeobox gene complexes have common features of organization and expression. Cell 57:367±378.

10.Dekker E J, Pannese M, Houtzager E, Timmermans A, Boncinelli E, Durston A. 1992. Xenopus Hox-2 genes are expressed sequentially after the onset of gastrulation and are differentially inducible by retinoic acid. Development Supplement. 195±202.

11.Lumsden A, Krumlauf R. 1996. Patterning the vertebrate neuraxis. Science 274:1109±1115.

12.Giampaolo A, Acampora D, Zappavigna V, Pannese M, D'Esposito M, CareÂ A, Faiella A, Stornaiuolo A, Russo G, Simeone A, Boncinelli E, Peschle C. 1989. Differential expression of human HOX-2 genes along the anteroposterior axis in embryonic central nervous system. Differentiation 40:191±197.

13.Duboule D, Morata G. 1994. Colinearity and functional hierarchy among genes of the homeotic complexes. Trends Genet 10:358±364.

14.Condie BG, Capecchi MR. 1994. Mice with targeted disruption in the paralogous genes Hoxa-3 and Hoxd-3 reveal synergistic interaction. Nature 370:304±307.

15.Kessel M, Gruss P. 1991. Homeotic transformation of murine vertebrae and concomitant alteraction of Hox codes induced by retinoic acid. Cell 67:89±104.

16.Herault Y, Beckers J, Gerard M, Duboule D. 1999. Hox genes expression in limbs: colinearity by opposite regulatory controls. Dev Biol 208:157±165.

17.Lobe CG. 1995. Activation of Hox gene expression by Hox a5. DNA Cell Biol 14:817±823.

18.Manak JR, Scott MP. 1994. A class act: conservation of homeodomain protein functions. Development 61±71. Supplement.

19.Fabian, M.R.; Sonenberg, N.; Filipowicz, W. Regulation of mRNA translation and stability by microRNAs. *Annu Rev Biochem.,* **2010**, 79, 351-79.

20.Khalil, A.M.; Guttman, M.; Quarte, M.; Garber, M.; Raj, A.; Rivea Morales, D.; Thomas, K.; Presser, A.; Bernstein, B.E.; van Oudenaarden, A.; Regev, A.; Lander, E.S.; Rinn, J.L. Many human large intergenic noncoding RNAs associate with chromatin-modifying complexes and affect gene expression. *Proc Natl Acad Sci U S A.,* **2009**, 106, 11667-72.

21.Yekta, S.; Tabin, C.J.; Bartel, D.P. MicroRNAs in the Hox network: an apparent link to posterior prevalence. *Nat Rev Genet.,* **2008**, 9, 789-96.

22.Ronshaugen, M,; Biemar, F.;, Piel, J.; Levine, M.; Lai, E.C. The Drosophila microRNA iab-4 causes a dominant homeotic transformation of halteres to wings. *Genes Dev.,* **2005**, 19, 2947-52.

23.Bernstein, E.; Allis, C.D. RNA meets chromatin. *Genes Dev.,* **2005**, 19,1635-55.

24. Wutz, A. Xist function: bridging chromatin and stem cells. *Trends Genet.,* **2007**, 23, 457-64.

25. Woo, C.J.; Kharchenko, P.V.; Daheron, L.; Park, P.J.; Kingston, R.E. A region of the human HOXD cluster that confers polycomb-group responsiveness. *Cell.,* **2010**, 140, 99-110.

26. Zhang, X.; Lian, Z.; Padden, C.; Gerstein, M.B.; Rozowsky, J.; Snyder, M.; Gingeras, T.R.; Kapranov, P.; Weissman, S.M.; Newburger, P.E. A myelopoiesis-associated regulatory intergenic noncoding RNA transcript within the human HOXA cluster. *Blood.,* **2009**, 113, 2526-34.

27. Dobreva, G.; Chahrour, M.; Dautzenberg, M.; Chirivella, L.; Kanzler, B.; Fariñas, I.; Karsenty, G.; Grosschedl, R. SATB2 is a multifunctional determinant of craniofacial patterning and osteoblast differentiation. Cell., 2006, 125, 971-86.

28. Ellies, D.L.; Krumlauf, R. Bone formation: The nuclear matrix reloaded. Cell., 2006, 125, 840-2.

29. Mortlock DP, Innis JW. Mutation of HOXA13 in hand-foot-genital syndrome. Nat Genet. 1997 Feb;15(2):179-80.

30. Nakamura T, Largaespada DA, Lee MP, Johnson LA, Ohyashiki K, Toyama K, Chen SJ, Willman CL, Chen IM, Feinberg AP, Jenkins NA, Copeland NG, Shaughnessy JD Jr. Fusion of the nucleoporin gene NUP98 to HOXA9 by the chromosome translocation t(7;11)(p15;p15) in human myeloid leukaemia. Nat Genet. 1996 Feb;12(2):154-8.

31. Ferber S, Halkin A, Cohen H, Ber I, Einav Y, et al. (2000) Pancreatic and duodenal homeobox gene 1 induces expression of insulin genes in liver and ameliorates streptozotocin-induced hyperglycemia. Nat Med 6: 568-572.

32. De Vita G, Barba P, Odartchenko N, Givel JC, Freschi G, et al. (1993) Expression of homeobox-containing genes in primary and metastatic colorectal cancer. Eur J Cancer 29A: 887-893.

33. Cillo C, Cantile M, Faiella A, Boncinelli E (2001) Homeobox genes in normal and malignant cells. J Cell Physiol 188: 161-169.

34. Izon DJ1, Rozenfeld S, Fong ST, Kömüves L, Largman C, Lawrence HJ. Loss of function of the homeobox gene Hoxa-9 perturbs early T-cell development

and induces apoptosis in primitive thymocytes. Blood. 1998 Jul 15;92(2):383-93.

35. Raman V, Martensen SA, Reisman D, Evron E, Odenwald WF, Jaffee E, Marks J, Sukumar S. Compromised HOXA5 function can limit p53 expression in human breast tumours. Nature. 2000 Jun 22;405(6789):974-8.

36. Kelley RI, Hennekam RC. 2000. The Smith-Lemli-Opitz syndrome. J Med Genet 37:321–335.

37. Cantile M, Procino A, D'Armiento M, Cindolo L, Cillo C (2003) HOX gene network is involved in the transcriptional regulation of in vivo human adipogenesis. J Cell Physiol 194(2): 225–36.

38. de Stanchina E, Gabellini D, Norio P, Giacca M, Peverali FA, Riva S, Falaschi A, Biamonti Selection of homeotic proteins for binding to a human DNA replication origin. 2000G. J Mol Biol. Jun 9;299(3):667-80.

39. Izon DJ, Rozenfeld S, Fong ST, Komuves L, Largman C, Lawrence HJ. 1998. Loss of function of the homeobox gene Hoxa-9 perturbs early T-cell development and induces apoptosis in primitive thymocytes. Blood 92:383±393.

40. Raman V, Martensen SA, Reisman D, Evron E, Odenwald WF, Jaffee E, Marks J, Sukumar S. 2000. Compromised HOX A5 function can limit p53 expression in humn breast tumors. Nature 405:974±978.

41. Giguere V, Ong ES, Segui P, Evans RM. Nature. Identification of a receptor for the morphogen retinoic acid.1987 Dec 17-23;330(6149):624-9.

42. Brand N, Petkovich M, Krust A, Chambon P, de Thé H, Marchio A, Tiollais P, Dejean A. Identification of a second human retinoic acid receptor. 1988 Nature. Apr 28;332(6167):850-3.

43. Krust A, Kastner P, Petkovich M, Zelent A, Chambon A third human retinoic acid receptor, hRAR-gamma.P. 1989 Proc Natl Acad Sci U S A. Jul;86(14):5310-4.

44. Stornaiuolo A, Acampora D, Pannese M, D'Esposito M, Morelli F, Migliaccio E, Rambaldi M, Faiella A, Nigro V, Simeone A, Human HOX genes are differentially activated by retinoic acid in embryonal carcinoma cells according to their position within the four loci. 1990 Cell Differ Dev. Aug;31(2):119-27.

45. Boncinelli E, Simeone A, Acampora D, Mavilio F. 1991. HOX gene activation by retinoic acid. Trends Genet 7:329±334.

46. Kessel M, Gruss P. 1991. Homeotic transformation of murine vertebrae and concomitant alteraction of Hox codes induced by retinoic acid. Cell 67:89±104.

47. Edelman GM, Jones FS. 1993. Outside and Downstream of the Homeobox. J Biol Chem 268:20683±20686.

48. Peters H, Balling R. 1999. Teeth: where and how to make them. Trends Genet 15:59±65.

49. Reuter R, Panganiban GE, Hoffmann FM, Scott MP. 1990. Homeotic genes regulate the spatial expression of putative growth factors in the visceral mesoderm of Drosophila embryos. Development 110:1031±1040.

50. Cillo C, Cantile M, Mortarini R, Barba P, Parmiani G, Anichini A. 1996b. Differential patterns of HOX gene expression are associate with speci®c integrin and ICAM pro®les in clonal populations isolated from a single human melanoma metastasis. Int J Cancer 66:692±697.

51. Lincecum JM, Fannon A, Song K, Wang Y, Sassoon DA. 1998. Msh homeobox genes regulates cadherin-mediated cell adhesion and cell±cell sorting. J Cell Biochem 70:22±28.

52. Jones FS, Prediger EA, Bittner DA, de Robertis EM, Edelman GM. 1992. Cell adhesion molecules as targets for Hox genes: neural cell adhsion molecule promoter activity is modulated by cotransfection with Hox- 2.5 and 2.4. Proc Natl Acad Sci USA 89:2086± 2090.

53. Hall BK, Miyake T. 2000. All for one and one for all: condensations and initiation of skeletal development. Bioessays 22:138±147.

54. Srebrow A, Friedmann Y, Ravanpany A, Daniel CW, Bissel MJ. 1998. Expression of Hox A1 and Hox B7 is regulated by extracellular matrix-dependent signals in mammary epithelial cells. J Cell Biochem 69:377±391.

55. Goh KL, Yang JT, Hynes RO. Mesodermal defects and cranial neural crest apoptosis in alpha5 integrin-null embryos. 1997 Development. Nov;124(21):4309-19.

56. Cillo C, Cantile M, Mortarini R, Barba P, Anichini A. 1996a. Interactions among HOX genes in⁻ammatory cytokines and adhesion molecules in human metastatic melanoma clones. Am Assoc Cancer Res 520.

57. Muragaki Y, Mundlos S, Upton J, Olsen BR. 1996. Altered growth and branching patterns in synpolydactyly caused by mutations in HOX D13. Science 272:548±551.

58. Scott MP Nat Genet. Hox genes, arms and the man. 1997 Feb;15(2):117-8.

59. Lewis MT. 2000. Homeobox genes in mammary gland development and neoplasia. Breast Cancer Res 2:158±169.

60. Chen F, Capecchi MR. 1999. Paralogous mouse Hox genes, Hox a9, Hox b9, and Hox d9, function together to control development of the mammary gland in response to pregnancy. Proc Natl Acad Sci USA 96:541±546.

61. Garcia-Gasca A, Spyropoulos DD. 2000. Differential mammary morphogenesis along the anteroposterior axis in Hox c6 gene targeted mice. Dev Dyn 219:261±276.

62. Taylor HS. 2000. The role of HOX genes in human implantation. Hum Reprod Update 6:75±79.

63. Nguyen NC, Hirose T, Nakazawa M, Kobata T, Nakamura H, Nishioka K, Nakajima T. Expression of HOXD9 in fibroblast-like synoviocytes from rheumatoid arthritis patients. Int J Mol Med. 2002 Jul;10(1):41-8.

64. Procino A. lncRNA HOTAIR regulate the transcriptional control of HOXC11 and HOXC12 in CaCo2 cells treated with P31-43 toxic peptide 2015 Curr.Signal Trans Therapy. **In Press**

65. Procino A. The HOX genes network and Celiac Disease 2015 2015. June 25(1):3, 82-85

66. Rinn, J.L.; Wang, J.K.; Allen, N.; Brugmann, S.A.; Mikels, A.J.; Liu, H.; Ridky, T.W.; Stadler, H.S.; Nusse, R.; Helms, J.A.; Chang, H.Y. A dermal HOX transcriptional program regulates site-specific epidermal fate. Genes Dev., 2008, 22, 303-7.

67. Wang, K.C.; Yang, Y.W.; Liu, B.; Sanyal, A.; Corces-Zimmerman, R.; Chen, Y.; Lajoie, B.R.;Protacio, A.; Flynn, R.A.; Gupta, R.A.; Wysocka, J.; Lei, M.; Dekker, J.; Helms, J.A.; Chang, H.Y. A long noncoding RNA maintains active chromatin to coordinate homeotic gene expression. Nature., 2011, 472, 120-4.

68. Garcia-Fernàndez J. The genesis and evolution of homeobox gene clusters. Nat Rev Genet. 2005 Dec;6(12):881-92.

CAPITOLO II:

Geni HOX ed oncogenesi umana

1 Introduzione

Il sequenziamento del genoma umano ha rappresentato un punto di svolta nello studio dei meccanismi che sono alla base delle diverse patologie umane compreso l'evoluzione tumorale, dovuti alla deregolazione e/o l'aberrante espressione di geni determinanti per il normale sviluppo embrionale. Negli ultimi dieci anni sono stati studiati i geni contenenti l'omeobox perché codificano omeoproteine, componenti cruciali coinvolte durante l'organogenesi umana ed interessate alla trasformazione neoplastica. Le "omeoproteine" sono piccole proteine che agiscono come fattori di trascrizione durante il normale sviluppo embrionale e sono fondamentali per la corretta formazione dell'asse anteriore-posteriore dell'embrione [1]. Recentemente, sono state descritte nuove peculiarità delle omeoproteine in particolare queste presentano la capacita` di: i) interagire con microRNA (miRNAs) e non-codingRNA (ncRNAs) allo scopo di controllare l'espressione genica [2,3]; ii) selezionare e regolare l'esporto nucleare degli RNA messaggeri (mRNAs) dal nucleo [4]; iii) partecipare al processo di trasduzione del segnale genico, interagendo con le proteine ribosomiali [5].

2. I geni HOX ed il controllo della memoria cellulare

Il sistema della memoria cellulare è un processo biologico controllato da uno specifico programma genico, capace di regolare il destino di ogni cellula del nostro corpo [9]. Il *"programma della memoria cellulare"* contiene tutte le informazioni riguardo le funzioni geniche ed il ciclo cellulare, questi dati sono trasferiti da una cellula all'altra, attraverso il genoma, mediante il meccanismo della divisione cellulare [6]. La memoria cellulare è un processo che presiede diversi aspetti della vita delle cellule: i) dove si posizionerà una cellula di nuova generazione; ii) il

29

fenotipo della cellula; iii) quando manifesterà queste caratteristiche, iiii) il numero delle divisioni cellulari, se e quando la cellula andrà incontro all'apoptosi [7]. Il programma della memoria cellulare, è controllato da tre famiglie geniche: I geni della famiglia Polycomb, agiscono come repressori dei geni HOX, favorendo una configurazione compatta della struttura DNA-cromatina (Eterocromatina) [8]; la famiglia dei geni Trithorax, favoriscono una configurazione aperta della struttura DNA-cromatina (Eucromatina) attraverso l'attivazione dei geni HOX; in fine la famiglia dei geni HOX che assicurano la realizzazione di programmi genici cellula-specifici, attraverso il controllo della trascrizione genica [9] (Fig. 1).

3. I geni HOX e la regolazione delle alterazione della cromatina nel cancro

L'aberrante metilazione delle isole CpG è un evento frequente nei tumori, ed è il meccanismo più comunemente identificato quale responsabile del silenziamento dell'espressione dei geni homeobox in tumori solidi. Nelle neoplasie polmonari, un gran numero di isole CpG risultano metilate all'interno del cluster HOX [10]. Recenti ricerche hanno dimostrato che, le ipermetilazioni identificate nelle isole CpG durante gli stadi iniziali del carcinoma mammario, sono state associate con i geni homeobox. Inoltre, è stato anche rilevato che circa il 50% dei geni ipermetilati, rappresentavano i target dei geni Polycomb [11]. Molecole del gruppo Polycomb formano complessi multi-proteina che alterano in modo dinamico la struttura della cromatina modificando specifici residui istonici e reclutando le metiltransferasi responsabili delle metilazioni a carico del DNA [12]. Il silenziamento genico Polycomb-mediato, è un meccanismo determinante attraverso il quale l'espressione dei geni HOX è strettamente regolata durante lo sviluppo embrionale [13]. EZH2, una componente Repressiva del Complesso Polycomb-2 (PRC2), è iperespresso nel tumore al seno ed in diversi tipi di tumori solidi. Proteine del gruppo Trithorax, contrastano la repressione genica provocata dai membri della famiglia Polycomb. I geni del gruppo

30

Trithorax risultano alterati in diversi tipi di neoplasie [14]. Pertanto, l'espressione aberrante di proteine del gruppo Polycomb e Trithorax potrebbero essere alla base di un importante meccanismo che vede coinvolto la deregolazione a carico dei geni del circuito HOX.

4. Geni HOX, ncRNAs ed oncogenesi umana

Un aspetto ampiamente studiato nell'ambito della biologia, è il blocco della trascrizione genica operata dai ncRNAs; questo fenomeno è oggi oggetto di attenzione dei ricercatori che studiano le trasformazioni neoplastiche.

RNA non codificanti (ncRNAs) e microRNA (miRNAs) sono presenti all'interno dei cluster HOX e regolano l'attività trascrizionale dei membri di questa famiglia attraverso meccanismi *cis* e *trans* regolatori [15;16]. Un esempio eclatante è dato dal lncRNA HOTAIR, localizzato nel locus HOXC esattamente tra HOXC11 ed HOXC12. HOTAIR interagisce con il fattore PRC-2 localizzato nel locus HOXD (tra HOXD11 ed HOXD12) e blocca con meccanismo *trans*-regolatorio il gruppo di geni da HOXD9 a HOXD13 [17]. L'espressione di HOTAIR nei tumori primari della mammella lo rendono un forte marcatore per lo sviluppo di metastasi; inoltre, HOTAIR è un fattore importante per la prognosi del cancro gastrointestinale (GISTs), può favorire la migrazione cellulare, l'invasività e partecipa attivamente al processo di transizione epitelio-mesenchimale. Pertanto, HOTAIR potrebbe rappresentare un bersaglio futuro, nello studio di nuove terapia del tumore gastrointestinale (GISTs) [18].

Negli ultimi anni sono stati identificati diversi miRNAs, in grado di promuovere o sopprimere la progressione tumorale agendo su specifici geni omeobox. Il microRNA miRNA196 è associato al GISTs, ad un aumento dell' invasività, all'incremento delle metastasi ed a ridotta sopravvivenza del paziente. E' stato dimostrato che un altro miRNA, miRNA-10b, è upregolato nelle cellule di carcinoma mammario metastatico ed è capace di indurre metastasi inibendo la traduzione del segnale di HOXD10;

31

questo determina un aumento dell` espressione del gene RhoC che è un fattore pro-metastatico [19]. Al contrario, miR-185 è down-regolato nelle cellule del carcinoma mammario, inoltre inibisce la crescita delle cellule tumorali reprimendo il gene omeobox SIX1, un fattore che induce l`espressione della ciclina-A1 [20]. Infine, l`espressione di miR-31 risulta ridotta in fibroblasti associati al cancro (CAF) ed inibisce la capacità delle CAF di stimolare l'invasività tumorale delle cellule [21].

5. I geni HOX nell`evoluzione neoplastica

I geni HOX sono coinvolti nella regolazione di molteplici processi cellulari quali: i) acquisizione e mantenimento dell`allocazione spazio-temporale della cellula. ii) controllo dell'identità cellulare. iii) controllo della crescita e proliferazione cellulare. iiii) controllo della comunicazione cellulare. iiiii) controllo dell`asse antero-posteriore durante lo sviluppo embrionale. La gran parte di queste funzioni sono assolte in cooperazione con altre molecole e fattori di crescita.

Abbiamo già accennato precedentemente al coinvolgimento dei geni HOX nelle malattie umane. In questo capitolo discuteremo delle relazioni tra una serie di mutazioni dei geni omeobox, in particolare la deregolazione di uno o più geni del circuito e la determinazione di alcune patologie umane, con specifico riferimento alla trasformazione neoplastica. Il cancro può essere una conseguenza delle alterazioni di fasi caratteristiche di processi riguardanti la crescita cellulare, la proliferazione e la differenziazione, la comunicazione cellulare e l`apoptosi. E` stato dimostrato un collegamento tra lo sviluppo embrionale e neoplasie umane; così, i geni omeobox sembrano regolare lo sviluppo normale e la proliferazione cellulare normale e anormale [22].

I geni HOX sono coinvolti nella sviluppo delle principali neoplasie, probabilmente i prodotti proteici dei geni del circuito, che sono upregolati nelle cellule tumorali, esercitano la loro azione di fattori trascrizionali stimolando la cancerogenesi, mediante l`alterazione di segnali cellulari specifici.

Osservazioni recenti dimostrano, la capacita` dei geni HOX di agire non solo come attivatori trascrizionali nelle cellule tumorali, ma anche come repressori trascrizionali; così, l'upregulation e/o la downregulation di uno o più geni del circuito HOX, risulta cruciale per la promozione della carcinogenesi. Questa regolazione aberrante del network HOX nel cancro, indica che meccanismi trascrizionali regolati dal circuito, sono parte integrante di una rete di sistemi di regolazione coinvolti nella normale omeostasi del tessuto adulto [23].

6. I geni HOX nelle cellule adulte normali

L'identificazione di geni HOX attivi in cellule normali, è stato oggetto di studio per anni ed esistono diverse evidenze che lo confermano. L'organogenesi è un processo complesso che spesso genera strutture transitorie durante le prime fasi dello sviluppo embrionale, le quali portano alla formazione di organi adulti. Ciascun organo è caratterizzato da una specifica forma, struttura, e posizione lungo l'asse corporeo antero-posteriore e funzionerà attraverso l'interazione tra fenotipi cellulari differenti. Al di là dell'organogenesi, la regolazione omeostatica degli organi adulti deve essere finemente regolata per consentirne il funzionamento. L'espressione del circuito HOX in diversi organi umani adulti (rene, colon, polmone e fegato) indica che ciascuno organo manifesta una combinazione di espressione di geni HOX che rappresenta il suo profilo molecolare [24]. In questi organi sono espressi un numero elevato di geni (da 30/38 nel rene a 29/38 nella mucosa intestinale). Il pattern di espressione differisce sostanzialmente da organo ad organo rispetto ai geni che risultano attivi o silenti. Geni HOX attivi in organi differenti spesso presentano trascritti di lunghezza diversa. E' possibile quindi ipotizzare che i patterns d'espressione dei geni HOX siano il risultato dell'insieme delle espressioni di fenotipi cellulari differenti e caratteristici di ciascun organo. I patterns di espressione organo-specifici del circuito HOX possono essere considerati responsabili contemporaneamente della forma, della struttura e del corretto posizionamento degli organi lungo l'asse corporeo antero-posteriore [25].

7. Geni omeobox e cellule maligne

Il ruolo dei geni HOX nell'alterazione del fenotipo cellulare normale verso il fenotipo neoplastico, è il risultato di diverse ricerche che sono state eseguite nel corso degli ultimi 20/25 anni; i dati confermano che: i) L'espressione indotta, in cellule midollari murine, del gene HoxB8 è capace di determinare, interagendo con l'interleuchina-3, trasformazione leucemica [26]. ii) L'acido retinoico determina effetti teratogeni che alterano l'espressione dei geni HOX in cellule di carcinoma embrionale [27]. I geni HOX risultano coinvolti nei processi differenziativi delle fasi precoci dell'ematopoiesi [28]. I meccanismi molecolari attraverso cui i geni contenenti omeobox controllano la crescita neoplastica sono stati studiati al meglio nell'ematopoiesi. L'espressione alterata dei geni HOX localizzati nei loci HOXA e HOXB sono spesso associati a leucemie [29]. La struttura e l'espressione di proteine regolative ematopoietiche sono spesso alterate da traslocazioni e riarrangiamenti somatici. La fusione "in frame" fra il gene della nucleoporina NUP98 e il gene HOXA9 si realizza con la traslocazione t (7;11) (p15: p15) nelle leucemie umane [30]. Geni omeobox sono coinvolti anche nella linfomagenesi. Il locus HOXC è principalmente implicato nei linfomi, in particolare i geni HOXC4 e HOXC6 sono espressi nel linfoma non-Hodhkin, il gene HOXC5 è attivo in entrambe le cellule T e B dei linfomi non-Hodkin [31].

Differenze sostanziali nell'espressione dei geni HOX sono rivelabili nei tumori umani primari solidi (rene, colon, seno, ovario, polmone) rispetto agli organi adulti normali corrispondenti. Queste alterazioni coinvolgono sia geni HOX cruciali per lo sviluppo dell'organo (come dedotto da esperimenti su topi knockout) sia geni HOX apparentemente non collegabili all'organo. Nel tumore di "Wilms" è stato identificato uno specifico trascritto del gene HOXC11, precedentemente non riportato, caratteristico esclusivamente dei tumori esaminati. Tutto ciò ha consentito di ipotizzare un'associazione tra l'alterata espressione dei geni HOX e lo sviluppo di tumori umani primari [22], che è stata successivamente dimostrata anche per altri geni contenenti omeobox [32]. L'aberrante espressione dei geni HOX, oltre ad essere riscontrabile nei tumori primari, può essere associata alla progressione del tumore [22]. Un deregolazione del circuito HOX è individuabile in lesioni metastatiche rispetto al tumore primario di origine (carcinoma del colon) e al corrispondente tessuto normale, e ciò suggerisce l'ipotesi di una implicazione delle omeoproteine nell'evoluzione tumorale [27, 33]. Specifici patterns dell'espressione dei geni HOX sono associabili all'eterogeneità tumorale supportando l'implicazione dei geni HOX negli stadi tardivi della progressione tumorale. E' stato inoltre ipotizzato, l'esistenza di un circuito di controllo morfo-regolativo che lega le omeoproteine, i fattori di crescita, le citochine e le molecole di adesione nella determinazione della identità fenotipica cellulare (REF.) Una potenziale interazione delle omeoproteine con la cascata di segnalazione del gene Ras e la proteina p53 è stata da lungo tempo postulata. Recentemente questa interazione tra geni HOX e p53 è stata provata con la scoperta che il gene HOXA5 regola la trascrizione del gene p53 nelle cellule del cancro della mammella mediante legame diretto alla regione promotrice di p53 [34].

8. I geni HOX, controllo dell'angiogenesi e cancro

L'angiogenesi è un processo biologico che è stato ampiamente dimostrato essere determinante nel processo neoplastico [35]. Diverse omeoproteine sono state identificate e studiate per la loro caratteristica di promuovere la crescita e la progressione tumorale favorendo l'espressione di fattori di crescita pro-angiogenici. Il gene omeobox DLX4 è responsabile dell'induzione dell'espressione del fattore Vascular Endothelial Growth Factor-A (VEGF-A) e Fibroblast Growth Factor-2 (FGF-2); inoltre è responsabile dell'aumento della densità dei microvasi tumorali in modelli murini di tumore ovarico [36]. I geni HOXB7 ed HOXB9 risultano iperespressi nelle cellule tumorali, ciò determina un'attivazione del processo angiogenico attraverso la produzione di citochine, fattori angiogenici specifici ed inibizione di geni della famiglia HOX, in particolare HOXD10 ed HOXA5 [37]. HOXB7 regola la trascrizione del fattore VEGF-A-2 e FGF e stimola l'angiogenesi nel cancro al seno e nel mieloma multiplo [38,39]. Inoltre, HOXB7 inibisce l'espressione della proteina anti-angiogenica Trombospondina-2 [39].

Nel cancro al seno è stata dimostrata l'upregulation del gene omeobox SIX1, questo favorisce la linfoangiogenesi inducendo l'espressione del gene VEGF-C [40]. Viceversa, la capacità di inibire del gene NKX3.1 di inibire il fattore VEGF-C è stato considerato come la base di un meccanismo in cui il silenziamento di NKX3.1 porta ad un incremento della linfoangiogenesi nel carcinoma della prostata [41].

9. Interazione tra i geni HOX ed il circuito del gene RAS nell'oncogenesi

Le neoplasie presentano frequentemente un'attivazione del proto-oncogene Ras. La proliferazione cellulare del teratocarcinoma, indotta da ras, sopprime transitoriamente l'induzione dei geni del locus HOXA, a seguito del trattamento con acido retinico [42]. Mutazioni del gene N-RAS in cellule di melanoma umano sono associabili a specifici profili di espressione dei geni del locus HOX C.

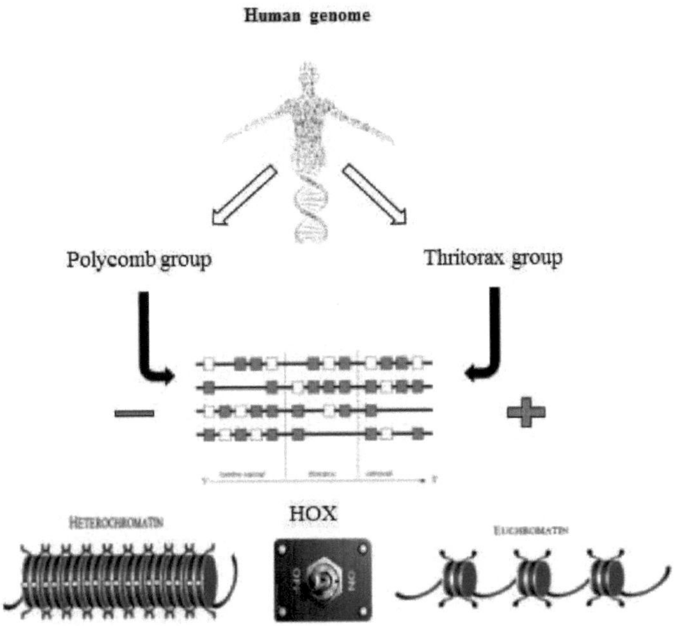

Fig. 1: Programma della Memoria Cellulare

BIBLIOGRAFIA

1. Gehring WJ, Hiromi Y. 1986 Homeotic genes and the homeobox. Annu Rev Genet 20:147-173

2. Fabian, M.R.; Sonenberg, N.; Filipowicz, W. Regulation of mRNA translation and stability by microRNAs. Annu Rev Biochem., 2010, 79, 351-79.

3. Khalil, A.M.; Guttman, M.; Quarte, M.; Garber, M.; Raj, A.; Rivea Morales, D.; Thomas, K.; Presser, A.; Bernstein, B.E.; van Oudenaarden, A.; Regev, A.; Lander, E.S.; Rinn, J.L. Many human large intergenic noncoding RNAs associate with chromatin-modifying complexes and affect gene expression. Proc Natl Acad Sci U S A., 2009, 106, 11667-72.

4. Topisirivic I.; Culijkovic B.; Cohen N.; Perez JM.; Skrabanek L.; Borden KL. The proline rich homeodomain protein, PRH, is a tissue specific inhibitor of eIF4-dependent cyclin D1 mRNA transport and growth EMBO J 2003; 22:689-703.

5. Kondrashov N, Pusic A, Stumpf CR, Shimizu K, Hsieh AC, Xue S, Ishijima J, Shiroishi T, Barna M. Ribosome-mediated specificity in Hox mRNA translation and vertebrate tissue patterning. Cell. 2011; 145 :383-97.

6. Bantignies, F.; Cavalli, G. Cellular memory and dynamic regulation of polycomb group proteins. Curr Opin Cell Biol., 2006, 18, 275-83.

7. Cavalli, G. From Linear Genes to Epigenetic Inheritance of Three-dimensional Epigenomes. J Mol Biol., 2011, [Epub ahead of print] PMID: 21392507.

8. Beisel, C.; Paro, R. Silencing chromatin: comparing modes and mechanisms. Nat Rev Genet.,2011, 12, 123-35.

9. Procino A.; Cillo C.; The HOX genes network in metabolic disease. Cell. Biol. Int. 2013, 1-4.

10. Rauch T, Wang Z, Zhang X, Zhong X, Wu X, Lau SK, Kernstine KH, Riggs AD, Pfeifer GP. Homeobox gene methylation in lung cancer studied by genome-wide analysis with a microarraybased methylated CpG island recovery assay. Proc Natl Acad Sci USA. 2007; 104(13):5527–5532.

11. Tommasi S, Karm DL, Wu X, Yen Y, Pfeifer GP. Methylation of homeobox genes is a frequent and early epigenetic event in breast cancer. Breast Cancer Res. 2009;11(1):R14.

12. Mills AA. Throwing the cancer switch: reciprocal roles of polycomb and trithorax proteins. Nat Rev Cancer. 2010; 10(10):669–682.

13. Soshnikova N, Duboule D. Epigenetic regulation of vertebrate *Hox* genes: a dynamic equilibrium. Epigenetics. 2009; 4(8):537–540.

14. Mills AA. Throwing the cancer switch: reciprocal roles of polycomb and trithorax proteins. Nat Rev Cancer. 2010; 10(10):669–682.

15. Lemons D, McGinnis W. Genomic evolution of *Hox* gene clusters. Science. 2006; 313(5795):1918–1922.

16. Yekta S, Tabin CJ, Bartel DP. MicroRNAs in the *Hox* network: an apparent link to posterior prevalence. Nat Rev Genet. 2008; 9(10):789–796.

17. Rinn JL, Kertesz M, Wang JK, Squazzo SL, Xu X, Brugmann SA, Goodnough LH, Helms JA, Farnham PJ, Segal E, Chang HY. Functional demarcation of active and silent chromatin domains in human *HOX* loci by noncoding RNAs. Cell. 2007; 129(7):1311–1323.

18. Gupta RA, Shah N, Wang KC, Kim J, Horlings HM, Wong DJ, Tsai MC, Hung T, Argani P, Rinn JL, Wang Y, Brzoska P, Kong B, Li R, West RB, van de Vijver MJ, Sukumar S, Chang HY. Long non-coding RNA *HOTAIR* reprograms chromatin state to promote cancer metastasis. Nature. 2010; 464(7291):1071–1076.

19. Ma L, Teruya-Feldstein J, Weinberg RA. Tumour invasion and metastasis initiated by microRNA-10b in breast cancer. Nature. 2007; 449(7163):682–688.

20. Imam JS, Buddavarapu K, Lee-Chang JS, Ganapathy S, Camosy C, Chen Y, Rao MK. MicroRNA-185 suppresses tumor growth and progression by targeting the *Six1* oncogene in human cancers. Oncogene. 2010; 29(35):4971–4979.

21. Aprelikova O, Yu X, Palla J, Wei BR, John S, Yi M, Stephens R, Simpson RM, Risinger JI, Jazaeri A, Niederhuber J. The role of miR-31 and its target

gene *SATB2* in cancer-associated fibroblasts. Cell Cycle. 2010; 9(21):4387–4398.

22.Procino A. HOX genes and oncogenesis Journal Molecular and Gentic Medicine 2014 Oct 15 (8):130

23.Haria D, Naora H. Homeobox Gene Deregulation: Impact on the Hallmarks of Cancer. Cancer Hallm. 2013 Sep 1;1(2-3):67-76.

24.De Vita G, Barba P, Odartchenko N, Givel JC, Freschi G, Bucciarelli G, Magli MC, Boncinelli E, Cillo C. 1993. Expression of homeoboxcontaining genes in primary and metastatic colorectal cancer. Eur J Cancer 6:887±893.

25.Procino A, Cillo C. The HOX genes network in metabolic diseases. Cell Biol Int. 2013 Cell Biol Int. 2013 Nov;37(11):1145-8.

26.Perkins A, Kongsuwan K, Visvader J, Adams J M, Cory S. 1990. Homeobox gene expression plus autocrine growth factor production elicits myeloid leukemia. Proc Natl Acad Sci USA 87:8398±8402.

27.HOX gene activation by retinoic acid. Boncinelli E, Simeone A, Acampora D, Mavilio F. Trends Genet. 1991 Oct;7(10):329-34. Review.

28.Magli MC, Barba P, Celetti A, De Vita G, Cillo C, Boncinelli E. 1991. Coordinate regulation of HOX genes in human hematopoietic cells. Proc Natl Acad Sci USA 88:6348±6352.

29.Celetti A, Barba P, Cillo C, Rotoli B, Boncinelli E, Magli MC. 1993. Characteristic patterns of HOX gene expression in different types of human leukemia. Int J Cancer 53:237±244.

30.Nakamura T, Largaespada DA, Lee MP, Johnson LA, Ohyashiki K, Toyama K, Cken SJ, Willman CL, Chen IM, Feinberg AP, Jenkins NA, Copeland NG, Shaughnessy JD. 1996. Fusion of the nucleoporin gene NUP98 to HOX A9 by the chromosome translocation t(7;11)(p15;p15) in human myeloid leukemia. Nat Genet 12:154±158.\

31.Bijl JJ, van Oostveen JW, Walboomers JM, Horstman A, van den Brule AJ, Willemze R, Meijer CJ. 1997. HOX C4, HOX C5, and HOX C6 expression in non-Hodgkin's lymphoma: preferential expression of the HOX C5 gene in primary cutaneous anaplastic T-cell and orogastrointestinal tract mucosa-associated B-cell lymphoma. Blood 90:4116±4125.

32. Rauchman M. 2000. The role of homeobox genes in kidney development. Curr Opin Nephrol Hypertens 9:37±42.

33. Procino A. The paralogous group HOX 13 discriminates between normal colon tissue and colon cancer Journal Molecular and Gentic Medicine J 2014 Sep 30 (8):130.

34. Raman V, Martensen SA, Reisman D, Evron E, Odenwald WF, Jaffee E, Marks J, Sukumar S. 2000. Compromised HOX A5 function can limit p53 expression in humn breast tumors. Nature 405:974±978.

35. Hanahan D, Weinberg RA. Hallmarks of cancer: The next generation. Cell. 2011; 144(5):646–674.

36. Hara F, Samuel S, Liu J, Rosen D, Langley RR, Naora H. A homeobox gene related to *Drosophila distal-less* promotes ovarian tumorigenicity by inducing expression of vascular endothelial growth factor and fibroblast growth factor-2. Am J Pathol. 2007; 170(5):1594–1606.

37. Kachgal S, Mace KA, Boudreau NJ. The dual roles of homeobox genes in vascularization and wound healing. Cell Adh Migr. 2012 Nov-Dec;6(6):457-70

38. Caré A, Felicetti F, Meccia E, Bottero L, Parenza M, Stoppacciaro A, Peschle C, Colombo MP. HOXB7: a key factor for tumor-associated angiogenic switch. Cancer Res. 2001; 61(17):6532–6539.

39. Storti P, Donofrio G, Colla S, Airoldi I, Bolzoni M, Agnelli L, Abeltino M, Todoerti K, Lazzaretti M, Mancini C, Ribatti D, Bonomini S, Franceschi V, Pistoia V, Lisignoli G, Pedrazzini A, Cavicchi O, Neri A, Rizzoli V, Giuliani N. HOXB7 expression by myeloma cells regulates their proangiogenic properties in multiple myeloma patients. Leukemia. 2011; 25(3):527–537.

40. Wang CA, Jedlicka P, Patrick AN, Micalizzi DS, Lemmer KC, Deitsch E, Casás-Selves M, Harrell JC, Ford HL. SIX1 induces lymphangiogenesis and metastasis via upregulation of VEGF-C in mouse models of breast cancer. J Clin Invest. 2012a; 122(5):1895–1906.

41. Zhang H, Muders MH, Li J, Rinaldo F, Tindall DJ, Datta K. Loss of *NKX3.1* favors vascular endothelial growth factor-C expression in prostate cancer. Cancer Res. 2008; 68(21):8770–8778.

42.Buettner R, Yim SO, Hong YS, Boncinelli E, Tainsky MA. 1991. Alteration of homeobox gene expression by N-ras transformation of PA-1 human teratocarcinoma cells. Mol Cell Biol 11:3573±3583.

CAPITOLO III:

Ruolo dei geni HOX nelle principali neoplasie umane

1. Introduzione

Come descritto nei precedenti capitoli, la funzione principale assegnata ai geni della famiglia HOX, è la determinazione del fenotipo cellulare processo che è disgiunto dal controllo dell'identità segmentale corporea. [1,2,3]. Pertanto, appare evidente che i geni HOX lavorano sincronicamente come un network all'interno del nucleo; questo circuito è in grado di decodificare segnali induttivi esterni, che determinano l'attivazione di programmi genici specifici. In particolare, i quattro cluster genici ricevono stimoli da parte di fattori di crescita e/o segnali di trasduzione, il circuito reagisce attraverso l'attivazione o la repressione di specifici geni HOX e la risposta del network è inviata all'esterno del circuito sotto forma di segnali molecolari capaci di attivare programmi specifici mediante l'intervento di geni effettori (morfogeni, molecole legate all'apoptosi, molecole legate al ciclo cellulare) [4]. E` stato ampiamente dimostrato il coinvolgimento dei geni omeobox di Classe I (HOX), nell'evoluzione neoplastica, interessando diversi tumori umani. Nell'era post-genomica abbiamo assistito ad una crescente evoluzione delle tecnologie con le quali siamo in grado di osservare da vicino il nostro genoma ed analizzare in dettaglio l'espressione di specifici RNAs; inoltre l'utilizzo di tecniche bioinformatiche ha reso possibile lo studio su larga scala, per la determinazione e la creazione di modelli di espressione genica per l'utilizzo in ambito clinico-diagnostico. In questo contesto i geni HOX si inseriscono da protagonisti per lo studio delle diverse patologie tumorali [5].

In questa capitolo prenderemo in considerazione, il coinvolgimento dei geni HOX nelle principali neoplasie umane, e dimostreremo che questi fattori trascrizionali possono rappresentare un valido strumento diagnostico e predittivo nello studio del cancro. Inoltre, considerando il coinvolgimento del circuito nella trasformazione neoplastica e nella progressione tumorale (metastasi e neo-angiogenesi), non è da escludere la possibilità che i geni HOX possano divenire nuovi potenziali bersagli molecolari nella ricerca di terapie per la cura delle diverse forme tumorali.

2. I geni HOX nei tumori solidi

In diversi tumori solidi (rene, colon, polmone, seno, fegato, pancreas), sono state trovate anomalie nell'espressione di uno o più membri della famiglia dei geni HOX. Sono state descritte anomalie nell'espressione dei geni HOXA7, HOXA5 e HOXD10 nel tessuto tumorale polmonare rispetto al tessuto sano [6,7].

Nelle linee cellulari di melanoma Me 665/2, è stato possibile separare popolazioni clonali in base al loro potenziale metastatico sfruttando il profilo di espressione del cluster HOXC, dei geni ICAM e delle Integrine. I cloni cellulari con elevati livelli di espressione dei geni della famiglia delle Integrine e ICAM-1, contemporaneamente mostravano una ridotta espressione dei geni del locus HOXC; mentre le popolazioni clonali con scarsa produzione di Integrine ed ICAM-1 mostravano una marcata espressione dei geni del locus HOXC in particolare HOXC10, HOXC11 e HOXC13 [8].

Recentemente è stato dimostrato il coinvolgimento dei geni HOX nell'evoluzione del tumore al colon [8]. I geni CDX1 e CDX2 sono noti per essere responsabili del differenziamento dell'epitelio intestinale, inoltre regolano le prime fasi dello sviluppo embrionale del colon [9]. L'espressione di geni HOX isolati (HOXB7 e HOXC6) è stata studiata *in vitro*, durante la differenziazione cellulare usando le linee cellulari CaCo2 [10]. Concludendo, la deregolazione del circuito HOX è responsabile della patogenesi del cancro, inoltre un gran numero di geni HOX sono deregolati in diverse neoplasie: i) HOXA7 e HOXD13 nel cancro al polmone [11], ii) HOXC4 e HOXC8 nel cancro alla prostata, iii) HOXB7 nel cancro ovarico e mammella, iiii) HOXA10 nel cancro dell'endometrio [12,13], iiiii) HOXA5 nel cancro della mammella [14].

Infine, la ridotta espressione di HOXD10 in cellule epiteliali, correla con un aumento della grado di aggressività del tumore [15].

3. I geni HOX nel carcinoma della mammella

Il carcinoma mammario è stato intensamente studiato rispetto all'espressione dei geni HOX. In uno studio condotto dal nostro gruppo nel 2003, osservammo che 17 dei 39 geni del circuito erano espressi nel tessuto mammario normale. In particolare, membri del locus HOXA e HOXC sono stati descritti nel tessuto sano, rispetto ai geni del locus HOXB e HOXD. Inoltre, geni dei gruppi paraloghi HOX1, HOX2, HOX3, HOX4, HOX11 e HOX12 risultavano alterati nel cancro al seno rispetto ai corrispondenti tessuti normali [16]. Ulteriori ricerche hanno dimostrato l'aberrante espressione di geni HOX nel carcinoma della mammella, in particolare: i) per il locus HOXA, HOXA6 e HOXA13; ii) per il locus HOXB, HOXB2, HOXB4, HOXB5, HOXB6, HOXB7, HOXB8, HOXB9; iii) per il locus HOXC, HOXC5, HOXC9, HOXC13; iiii) per il locus HOXD, HOXD1 e HOXD8 [17-16]. Recenti ricerche sono state condotte con lo scopo di verificare la correlazione tra alterazione dell'espressione di geni della famiglia HOX, invasività e migrazione delle cellule tumorali. Questo studio ha portato alla scoperta che 11 geni del circuito (HOXA1, HOXA2, HOXA3, HOXA5, HOXA9, HOXC11, HOXD3, HOXD4, HOXD8, HOXD9, e HOXD10) mostravano ridotta espressione nel tessuto tumorale rispetto al tessuto normale. L' aspetto più interessante era determinato dal iperespressione dei geni HOXD12 e HOXD13 nei campioni positivi per il Recettore del Progesterone (PR), rispetto ai campioni tumorali ma PR-negativi. Inoltre, l'espressione di HOXC5 era minore nei tessuti neoplastici che presentavano il gene p53 mutante rispetto ai campioni normali e campioni di cancro al seno con espressione di p53 wild-type [18]. Lo studio delle relazioni tra il network HOX ed il carcinoma mammario è stato affrontato anche considerando la possibilità di un intervento di questi fattori nel controllo dell'apoptosi delle cellule tumorali mammarie. Il gene HOXA5 è in grado di indurre apoptosi nelle cellule di cancro del seno [19,20]. Inoltre, l'acido retinoico regola in modo positivo la trascrizione di HOXA5 in linee cellulari tumorali MCF10A. In questo studio, l'attivazione di HOXA5 nelle cellule MCF10A è stata bloccata utilizzando il Recettore Nucleare dell'Acido-β-Retinoico (RAR-β). Questa ricerca ha dimostrato che la perdita del signalling indotto da HOXA5 e RAR-β, si verifica durante la trasformazione neoplastica e nella progressione tumorale delle cellule MCF10A. Pertanto, HOXA5 si inserisce nella terapia del cancro al seno come potenziale bersaglio anti-cancro [21].

Un'altra proteina HOX implicata nel carcinoma mammario è rappresentata da HOXD3, la forza di espressione di questo gene correla con un ridotto tasso di sopravvivenza del paziente. Quindi HOXD3 si pone come fattore predittivo significativo per la prognosi del paziente affetto da questa neoplasia [22]. Studi recenti hanno dimostrato l'attivazione di HOXB13 in cellule tumorali tamoxifene-resistenti recettore estrogenico-positive; questo gene favorisce un aumento dell'invasività mediante un azione di silenziamento del gene per il Recettore Estrogenico-α (ERα) ed una stimolazione dell'espressione dell'Interleuchina-6 (IL-6) [23].

Pertanto questi studi confermano l'idea che la deregolazione del circuito nel suo insieme è responsabile dell'evoluzione neoplastica del tessuto mammario e dell'alterazione del comportamento che si realizza nelle cellule tumorali.

4. I geni HOX nel cancro ovarico

I geni HOX sono stati intensamente studiati al fine di chiarire gli aspetti riguardo ad un loro coinvolgimento nello sviluppo del tumore ovarico. Analisi condotte in cavie, hanno dimostrato che il gene Hoxa5 è un fattore che predispone al cancro ovarico [24]. Inoltre, è stata rilevata una deregolazione di geni del locus HOXA (HOXA7, HOXA9, HOXA10 e HOXA11) che, normalmente controllano lo sviluppo embrionale del dotto di Müller e sono silenti nell'epitelio superficiale ovarico (OSE), ma risultano attivi nell'epitelio del cancro ovarico (EOC) [25,26]. Ulteriori studi condotti su linee cellulari di tumore ovarico (SKOV3), hanno dimostrato che i geni HOXB7 e HOXB13 contribuiscono alle caratteristiche di invasività di questa neoplasia [27]; analogo comportamento è stato osservato per il gene HOXA4 che risulta upregolato in linee cellulari EOC, rispetto a linee cellulari non invasive, suggerendo l'ipotesi che HOXA4 partecipi alla promozione dell'invasività e contribuisca al fenomeno della migrazione delle cellule tumorali [28].

Ulteriori studi hanno permesso di identificare altri due geni HOX, HOXB5 e HOXB8, che risultano sempre attivi tessuto tumorale rispetto al tessuto sano [29]. Inoltre, l'espressione delle proteine e la rilevanza clinica di HOXB5 e HOXB8 è stata studiata in pazienti con stadio avanzato nell'OC-sierosa, nonché abbinato a carcinomi primari e con processi metastatici solidi. I dati prodotti hanno confermato che la proteina HOXB5 era localizzata nel citoplasma nel 94% dei casi; mentre la proteina HOXB8 presentava una localizzazione nucleare nell'88% dei casi e citoplasmatica nel 46 casi%. L'elevata espressione di HOXB8 nel citoplasma correlava con una significativa riduzione della sopravvivenza; mentre l'iperespressione nucleare correlava con una minore sopravvivenza dei pazienti dopo chemioterapia [29]. In sintesi, i dati confermano un coinvolgimento dei geni HOX nella determinazione del carcinoma ovarico ed inoltre questi fattori agiscono regolando il sistema di comunicazione nucleo-citoplasma, controllando l'esporto nucleare.

5. I geni HOX nel cancro della vescica

I geni del locus HOXC rappresentano i fattori chiave nella determinazione della neoplasia della vescica; in particolare i geni HOXC4, HOXC5, e HOXC6 normalmente silenti nel tessuto normale, presentano una elevata espressione nel tessuto tumorale. I geni del gruppo paralogo HOX11 (HOXA11, HOXC11 e HOXD11) mostrano una espressione differenziale nel tessuto della vescica normale rispetto al tessuto neoplastico. In particolare, HOXA11, HOXC11 e HOXD11 sono silenti nell'urotelio normale ma attivi nel carcinoma a cellule transizionali (TCC) [30]. L'espressione di un' altra proteina HOX, HOXB13, risulta elevata nel citoplasma delle cellule di carcinoma della vescica, mentre è poco espressa nelle cellule normali; nel TCC con invasione muscolare si osserva un aumento del grado di espressione del gene HOXB13, rispetto al tumore non invasivo. Analisi di delocalizzazione citoplasmatica della proteina HOXB13 presenta una forte correlazione positiva con i tumori della vescica che presentano invasione muscolare; mentre una riduzione dell'espressione nucleare di HOXB13 correla con un basso tasso di sopravvivenza. Pertanto, la deregolazione di HOXB13 e la sua alterata distribuzione nucleo-citoplasma, sembra essere un fattore determinante per la cancerogenesi della vescica. Questi risultati suggeriscono che i geni HOX possono essere considerati importanti marcatori prognostici nel tumore della vescica [31].

6. I geni HOX nel carcinoma renale

L'espressione dei geni HOX è stato oggetto di uno studio intenso per l'organogenesi renale e per le neoplasie renali. Il silenziamento mirato dell'intero gruppo paralogo HOX11 (HOXA11, HOXC11, e HOXD11) provoca agenesia renale, mentre elevati livelli di espressione di HOXA11, HOXC11 e HOXD11 sono specifici nei carcinomi a cellule renali (RCCs). Studi rivolti alla determinazione del ruolo dei geni HOX nel cancro al rene, possono risultare utili per scopi terapeutici e per lo sviluppo di studi clinici [32].

7. I geni HOX nel carcinoma prostatico

La maggior parte degli studi condotti sul cancro della prostata, hanno dimostrato che locus HOXC esercita un ruolo determinante nell'evoluzione di questa neoplasia. Particolarmente interessati risultano i geni HOXC4, HOXC5, HOXC6 e HOXC8 poiché sono stati identificati come specifici marcatori del carcinoma prostatico e risultano sempre up-regolati nelle linee cellulari prostatiche tumorali, nelle metastasi linfonodali, rispetto ai tessuti prostatici normali. Il gruppo di geni del locus HOXC, sono sempre attivi nel tessuto del di tumore primario rispetto ai campioni alle cellule del tessuto epiteliale adiacente. L`attivazione del gene HOXC8 in cellule tumorali prostatiche LnCaP sopprime la transattivazione indotta dai recettori androgeni (AR), rendendo le cellule tumorali androgeno-indipendente, con conseguente riduzione della sensibilità di queste cellule al signalling indotto da ormoni androgeni [33]. Inoltre, HOXC8 è stato associato con la riduzione della capacità di differenziazione delle cellule prostatiche tumorali, suggerendo un coinvolgimento di questo gene nella determinazione dell` invasività e nello sviluppo di metastasi da tumori della prostata [34]. La proteina HOXC8 agisce nel carcinoma prostatico utilizzando un meccanismo elegante, che richiede l`interazione con altri elementi: i) il reclutamento del fattore di trascrizione Pbx provvede ad un incremento dell`invasività; ii) l`inibizione del gene androgen-dependent steroid receptor coactivator-3 (SRC-3) comporta il reclutamento di CREB binding protein CREB (CBP) e di androgen-regulated prostate-specific antigen gene enhancer (ARE) e causa la riduzione della trascrizione di geni target del recettore androgeno (AR) [35].

Il gene HOXC6 è stato identificato come capace di regolare l`apoptosi nel cancro della prostata; utilizzando il sistema del silenziamento genico, è stato represso HOXC6, in linee cellulari tumorali LNCaP androgeno-dipendenti e in linee cellulari LnCaP-C4-2 androgeno-indipendenti, questo ha indotto una riduzione del tasso di proliferazione cellulare [36].

Nella trasformazione neoplastica della prostata, è coinvolto anche il locus HOXB. Il gene HOXB13, gioca un ruolo chiave come repressore dell`AR, modulando il segnale attivato AR-ormonale [37]. Il gene HOXB3 risulta essere sempre upregolato nel tumore primario del carcinoma prostatico rispetto al tessuto normale; questa iperespressione correla con la riduzione del tasso di sopravvivenza del paziente. Studi condotti su linee cellulari LnCaP, dimostrano che l`attivazione di HOXB3 favorisce la proliferazione cellulare e la migrazione [38-30].

Le proteine HOX, interagendo con altri cofattori quali: myeloid ecotropic viral integration-1, myeloid ecotropic viral integration-2 (Meis-1 e Meis-2) e PBX svolgono un ruolo cruciale nella progressione del cancro alla prostata [39-31] Recentemente è stato dimostrato che geni HOXA9, HOXA13, HOXB13, HOXD13 e HOXC1, sono fondamentali durante lo sviluppo embrionale della ghiandola prostatica; mentre HOXC4, HOXC5, HOXC8, HOXB13 e HOXA9 presentano una aberrazione nell'espressione durante la l'evoluzione neoplastica della prostata [40]. Questi dati dimostrano che i geni del network HOX sono coinvolti nella determinazione del tumore della prostata.

8. I geni HOX nel cancro al polmone

Geni del circuito HOX localizzati sul locus HOXA, sono poco attivi nelle linee tumorali cellulari non-small cell lung cancers (NSCLC), in linee cellulari A549, H23 rispetto ai tessuti polmonari normali. Al contrario geni dei locus HOXC e HOXD (HOXC4, HOXC8, HOXC9, HOXC13, HOXD8, e HOXD10) mostrano una elevata espressione nei tumori polmonari primari e nelle linee cellulari A549. Esperimenti condotti mediante trasfezione del gene HOXD3, hanno dimostrato un aumento dell'espressione del gene integrina-$\alpha v \beta 3$ nelle cellule tumorali A549, con conseguente incremento del tasso di invasività e migrazione [41]. L'analisi del pattern di espressione relativo ad elementi del circuito HOX, evidenzia che i geni HOXA1, HOXA5, HOXA10, e HOXC6 sono attivi nel tessuto tumorale rispetto ai tessuti normali. Il tasso di espressione di tutti i geni HOX studiati nel carcinoma polmonare a cellule squamose, è più alto rispetto ai tessuti normali; inoltre, i geni HOXA5 e HOXA10 mostrano un'iperattività in adenocarcinomi polmonari rispetto ai tessuti normali [42]. Ulteriori ricerche hanno dimostrato che i geni HOXB3, HOXB4 e HOXC6 sono deregolati nel carcinoma polmonare [43].

In conclusione, l'espressione aberrante dei geni HOX nel tessuto tumorale, permette di considerare questo network come potenziale regolatore di meccanismi che determinano le neoplasie polmonari.

9. I geni HOX nel cancro della tiroide

In questo tipo di neoplasia risulta maggiormente coinvolto il gruppo paralogo HOX13 (HOXA13, HOXB13, HOXC13 e HOXD13). In particolare l'espressione aberrante di questi geni è stata osservata nei tessuti tumorali ed in linee cellulari tumorali della tiroide. Successivamente, è stata rilevata una forte attivazione dei geni HOXB1, HOXB9 e geni HOX dei gruppi paraloghi HOX11 e HOX13, in linee cellulari tumorali rispetto ai tessuti normali.

Osservazioni riguardo i geni HOXB1, HOXD10, HOXC12, e HOXD13, dimostrano che sono silenti sia in linee cellulari di cancro alla tiroide, sia nei normali tessuti tiroidei. Infine, analisi condotte in linee cellulari tumorali della tiroide ed in tessuti tiroidei normali, dimostrano che HOXB4 è l'unico gene sempre attivo [44].

10. I geni HOX nel glioblastoma

Il Glioblastoma multiforme (GBM) è il tumore del cervello più comune, con una sopravvivenza media di 15 mesi. Diversi studi hanno identificato il network HOX come la firma genica del GBM. Particolarmente elevata è l'espressione di due geni HOX, HOXA9 [45] e HOXA10 [46], i quali sono stati indicati come predittivi di scarsa sopravvivenza dei pazienti con questa neoplasia. Inoltre, HOXA9 e HOXA10 sono predittivi per la ridotta sopravvivenza di pazienti pediatrici, con glioblastoma ad alto grado [47]. Recentemente, è stato dimostrato che l'espressione della proteina Trithorax mixed lineage leukemia (MLL), esercita un ruolo fondamentale per il mantenimento delle caratteristiche delle cellule staminali del GBM. Le proteine Trithorax sono direttamente coinvolte nell'attivazione di HOXA10 e di altri geni omeobox a valle del network, che sono coinvolti nella tumorogenesi [48]. Studi condotti su linee cellulari di glioma U87 utilizzando un gene del locus HOXD come marcatore, hanno dimostrato che HOXD9 è determinante nel controllo della proliferazione cellulare, nella sopravvivenza delle cellule ed è iperespresso nelle cellule staminali di glioma umano ottenute da pazienti affetti, rispetto ad astrociti normali e cellule progenitrici staminali neuronali [49].

Un altro gene del locus HOXD oggetto di studio nella tumorogenesi del glioblastoma, è HOXD10, questo rappresenta un bersaglio delle molecole urokinase receptor (μPAR) e metalloproteinases-14 (MMP-14); queste ultime sono fattori in grado di favorire l'invasività tumorale e sono il target naturale del miRNA-10b che, come già detto precedentemente, è presente all'interno del circuito e mostra una paralogia di sovrapposizione con il gruppo HOX4. miRNA-10b è sempre espresso nelle cellule di glioblastoma ed è un forte indicatore di aggressività del tumore [50].

11. I geni HOX nel colon-carcinoma

Lo studi del ruolo dei geni HOX nel tessuto del colon normale e durante la differenziazione cellulare, è stato oggetto di una recente ricerca utilizzando linee cellulari CaCo2; sono state analizzate le possibili variazioni nell'espressione dei geni presenti nei diversi gruppi di paraloghi HOX. L'esito di questo studio ha dimostrato una presenza attiva dei geni HOX durante la differenziazione cellulare. In particolare, i gruppi paraloghi HOX 1, 6, 10 e 13 sono particolarmente deregolati, nella loro espressione, durante la differenziazione delle cellule CaCo2, suggerendo un loro stretto coinvolgimento durante il processo della differenziazione degli enterociti. I geni del gruppo paralogo HOX13 (HOXA13, HOXB13, HOXC13 e HOXD13), risultano particolarmente implicati nella neoplasia del colon; infatti i geni HOXA13 e HOXD13 sono attivi nel tessuto normale, ma sono silenti nel tessuto tumorale. Al contrario i geni HOXB13 e HOXC13 sono silenti nel tessuto normale ma costitutivamente espressi nel tessuto neoplastico [51].

Analisi di campioni di colon con trasformazione neoplastica, hanno evidenziato l'espressione differenziale di altri membri della famiglia HOX; l'attività dei geni HOXA9, HOXB9, HOXB3 e HOXB8 era significativamente elevata nei tessuti tumorali rispetto ai controlli, mente i geni HOXD3, HOXD4, HOXD8 e HOXD12 risultavano silenti nei campioni di cancro al colon. Infine è stata riscontrata una ridotta espressione di HOXD8 in metastasi epatiche da carcinomi colon-retto [52].

Esperimenti condotti utilizzando linee cellulari tumorali CaCo2 e HT29, hanno evidenziato una elevata espressione dei geni HOXB6, HOXB8, HOXC8 e HOXC9 [53]. Lo stesso gruppo di geni era significativamente attivo durante le varie fasi dell'evoluzione neoplastica dei tumori colo-rettali (incluso i polipi in fase premaligna), nel tumore gastrico e dell'esofago [54]. Inoltre, nelle linee cellulari colo-rettali, HOXB7 esercita un ruolo chiave, perché contribuisce alla tumorogenesi e alla proliferazione cellulari sia *in vivo* che *in vitro* [55].

Il profilo dell' espressione del network HOX, è stato osservato in 460 tumori del colon e 100 tumori del retto. I dati ottenuti suggeriscono un'espressione dei geni HOX che avviene seguendo un gradiente nel tumore colon-retto, in base alla loro posizione anatomica lungo l'intestino crasso. La maggiore attività genica è stata osservata nei tumori prossimali del colon, mentre l'espressione era ridotta in più sedi distali del colon. Tuttavia, geni target delle proteine HOX non hanno mostrato differenze di espressione in base alla localizzazione nel tumore [56].

Questi risultati confermano, l'intervento del circuito HOX nel controllo epigenetico sia del fenotipo degli enterociti, sia dell'evoluzione tumorale del colon.

12. I geni HOX nell'epatocarcinoma

Evidenze crescenti suggeriscono un intervento determinante del circuito nella progressione del carcinoma epatocellulare (HCC); tuttavia pochi studi sono stati effettuati in merito al chiarimento del ruolo e dei meccanismi di azione. Una ricerca recente è stata condotta su linee cellulari multiple per definire il potenziale coinvolgimento del gene HOXA7 nella regolazione dell' HCC *in vitro* e *in vivo*. Il silenziamento di HOXA7 diminuisce la proliferazione delle cellule tumorali HepG2 e QGY-7703. Al contrario, un aumento dell'espressione di HOXA7 in linee cellulari QSG-7701, induce un aumento della proliferazione. I dati hanno confermato che HOXA7 regola la proliferazione cellulare, quindi questo gene potrebbe essere un bersaglio molecolare promettente per lo sviluppo di nuove strategie diagnostiche e terapeutiche per la cura dell'HCC [57]. Recentemente è stato dimostrato, che esiste un'intensa attività del gene HOXA13 nel in carcinoma epatico e la sua espressione è associata alla progressione clinica del tumore e può essere predittivo per l'esito della malattia. Inoltre, è stato descritto il ruolo di un lncRNAs, HOTTIP, nell'evoluzione neoplastica del tessuto epatico. HOTTIP si localizza in contiguità fisica (chr 7p15.2) con HOXA13. Coerentemente con la sua posizione nel genoma (5' del gene HOXA13), HOTTIP è attivo nella regione lombo-sacrale. Attraverso l'interazione con il complesso WDR5/MLL, HOTTIP è in grado di controllare l'attività trascrizionale di diversi geni del locus HOXA [58]. Il silenziamento di HOTTIP nei topi, induce difetti simili a quelli derivanti dal blocco di HOXA11 e HOXA13 [59,60,61]; suggerendo la possibilità che HOTTIP controlli, *in vivo*, l'espressione dei geni del locus HOXA localizzati nella regione lombo-sacrale. L'attività di HOTTIP e HOXA13 correla positivamente nei campioni di HCC; infatti nei tessuti tumorali l'iperespressione di HOTTIP è sempre accompagnata da aumento dei livelli di HOXA13, al contrario concentrazioni ridotte di HOTTIP si accompagnano a bassi livelli di HOXA13 [62]. Un altro gene localizzato nel locus HOXA (HOXA9), sembra essere coinvolto nella trasformazione neoplastica in caso di HCC. Analizzando campioni prelevati da pazienti affetti, è stata riscontrata una significativa ipermetilazioni di HOXA9 in tutti i tessuti tumorali rispetto ai controllo; questo suggerisce l'ipotesi di utilizzare le ipermetilazioni di HOXA9 come possibile biomarcatore per la diagnosi dell'HCC [63].

13. I geni HOX nelle leucemie

Le patologie leucemiche come la leucemia mieloide (AML) e la leucemia linfoide acuta (ALL) sono caratterizzate da un alterazione del network HOX. I geni omeobox sono capaci di indurre traslocazione e fusione nelle neoplasie ematologiche. La traslocazione t(7;11) (p15;p15) che si realizza nella ALL, è il risultato di una fusione tra la proteina HOXA9 e la regione ammino-terminale della proteina NUP98 (vedi capitolo I). Le diverse forme leucemiche vedono una intensa partecipazione della deregolazione del circuito, unita ad un'intensa collaborazione con altre cofattori. In particolare, sono stati identificati i geni HOXA9 e MEIS-1 espressi in modo specifico nell'AML e la loro presenza correla con la prognosi sfavorevole nei pazienti affetti. Inoltre, il locus HOXA risulta essere sempre attivo nelle cellule-T prelevate da campioni di ALL. Ulteriori studi, hanno confermato che il cluster HOXA è costantemente upregolato nell'MLL, suggerendo il ruolo chiave che questo locus riveste nella determinazione di tali leucemie; al contrario i geni HOXA9, HOXA10, HOXB3, HOXB6 e HOX B8, sono stati identificati quali marcatori in grado di indurre una latenza nelle neoplasie leucemiche. L'osservazione del contemporaneo aumento dell'espressione di alcuni geni e i membri della famiglia HOX, gioca un ruolo cruciale nella progressione della leucemia. Per esempio MEIS-1 è un interattore di molti geni HOX, principalmente HOXB4, inducendo l'insorgenza della patologia leucemica. Concludendo, l'aberrazione funzionale del circuito sembra essere un elemento discriminante nella trasformazione neoplastica in corso di leucemie [64].

15. I geni HOX e le cellule staminali del cancro

Cellule staminali tumorali (CSC) sono cellule tumorali con entrambe le capacità, di autorigenerazione e di differenziazione, caratteristiche comuni a tutte le cellule staminali [65]. Queste cellule sono multipotenti, clonogeniche, hanno la capacità di indurre nuovi tumori e infine creare linee cellulari eterogenee tumorali [66]. Le CSCs sono considerate responsabili della progressione tumorale, delle metastasi, e della resistenza alle terapie anti-cancro [67]. Inoltre, è stata considerata la possibilità che la ricorrenza e diffusione neoplastica, potrebbe essere determinata dalle CSCs presenti nei residui tissutali tumorali dopo l'intervento chirurgico di rimozione ed il trattamento terapeutico. E` stata considerata l`ipotesi dell`esistenza, all'interno di un tessuto neoplastico, di differenti popolazioni cellulari staminali, fenomeno dovuto alla ridotta differenziazione delle cellule che si realizza all'interno di un tumore; questa popolazione cellulare eterogenea comprenderebbe anche le CSCs [65,66].

Danni al DNA, possono stimolare una riprogrammazione delle normali cellule staminali presenti nei tessuti sani, aumentando il rischio di sviluppo delle cellule staminali tumorali. Questo comporta che le cellule staminali normali una volta diventate CSCs non andranno incontro al normale turn-over cellulare, ma si accumuleranno determinando successivamente la corrispondente neoplasia. [68]. Le CSCs sono solitamente caratterizzate da markers genici di espressione e capacita` di crescita tipici [65]; in generale, CD24, CD29, CD44, CD90, CD133 e CD166 sono geni peculiari delle CSCs [65,66].

Nei paragrafi precedenti, abbiamo visto il coinvolgimento dei geni HOX nelle diverse forme tumorali; qui voglio sottolineare come recenti ricerche, hanno dimostrato che geni del circuito, sono upregolati nelle cellule indifferenziate e in fase proliferativa del tessuto tumorale; mentre una scarsa attività genica è stata osservata nelle cellule che sono normalmente e completamente differenziate [69]. Per esempio, HOXA9 sembra giocare un ruolo fondamentale nella leucemia mieloide acuta [70]; le proteine HOXB7, HOXC6 e HOXB9 lavorano insieme nel processo di vascolarizzazione delle cellule staminali multipotenti della parte vascolare, evento determinante per la genesi delle metastasi [71]. Infine, l'intensa attività di espressione dei geni HOXA4 e HOIXD10 ricorre sempre nelle cellule normali del colon, rispetto alle cellule del carcinoma al colon [72].

BIBLIOGRAFIA

1. Garcia-Bellido A. Genetic control of wing disc development in Drosophila. Volume 29 CIBA Foundation Symposium Edition: Elsevier, Amsterdam 1975

2. Scott MP. Hox genes, arms and the man. Nature 1997; 15: 117-118.

3. Castelli-Gair Hombria J and Lovergrove B. Beypnd homeosis- HOX function in morphogenesis and organogenesis. Differentiation 2003; 71: 461-476.

4. Cillo C, Faiella A, Cantile M, Boncinelli E. Homeobox genes and cancer. Exp Cell Res. 1999; 248: 1-9.

5. Chen H, Sukumar S. HOX genes: emerging stars in cancer.Cancer Biol Ther. 2003; 2:524-5.

6. Lechner JF, Wang Y, Siddiq F, Fugaro JM, Wali A, et al. 2002 Human lung cancer cells and tissues partially recapitulate the homeobox gene expression profile of embryonic lung. Lung Cancer 37: 41-47.

7. Raman V, Martensen SA, Reisman D, Evron E, Odenwald WF, et al. 2000 Compromised HOXA5 function can limit p53 expression in human breast tumours. Nature 405: 974-978.

8. De Vita G, Barba P, Odartchenko N, Givel JC, Freschi G, et al. 1993 Expression of homeobox-containing genes in primary and metastatic colorectal cancer. Eur J Cancer 29A: 887-893.

9. Duluc I, Lorentz O, Fritsch C, Leberquier C, Kedinger M, et al. 1997 Changing intestinal connective tissue interactions alters homeobox gene expression in epithelial cells. J Cell Sci 110 : 1317-1324.

10.Sebastio G, D'Esposito M, Montanucci M, Simeone A, Auricchio S, et al. 1987 Modulated expression of human homeobox genes in differentiating intestinal cells. Biochem Biophys Res Commun 146: 751-756.

11.Lechner JF, Fugaro JM, Wong Y, Pass HI, Harris CC, et al. 2001 Perspective: cell differentiation theory may advance early detection of and therapy for lung cancer. Radiat Res 155: 235-238.

12.Miller GJ, Miller HL, van Bokhoven A, Lambert JR, Werahera PN, 2000 Aberrant HOXC expression accompanies the malignant phenotype in human prostate. Cancer Res 63: 5879-5888.

13.Naora H, Yang YQ, Montz FJ, Seidman JD, Kurman RJ, 2001 serologically identified tumor antigen encoded by a homeobox gene promotes growth of ovarian epithelial. Proct Natl Acd Sci Mar 27; 98(7):4060-5

14.Chen H, Chung S, Sukumar S (2004) HOXA5-induced apoptosis in breast cancer cells is mediated by caspases 2 and 8. Mol Cell Biol 24: 924-935.

15.Carrio M, Arderiu G, Myers C, Boudreau NJ 2005 Homeobox D10 induces phenotypic reversion of breast tumor cells in a three dimensional culture model. Cancer Res 65: 7177-7185.

16.Cantile M et al (2003) In vivo expression of the whole HOX gene network in human breast cancer. Eur J Cancer 39(2):257–264

17.Hur H et al 2014 Analysis of HOX gene expression patterns in human breast cancer. Mol Biotechnol 56(1):64–71

18.Makiyama K et al 2005 Aberrant expression of HOX genes in human invasive breast carcinoma. Oncol Rep 13(4):673–679

19.Chen H, Chung S, Sukumar S (2004) HOXA5-induced apoptosis in breast cancer cells is mediated by caspases 2 and 8. Mol Cell Biol 24(2):924–935

20.Raman V et al 2000 HOXA5 regulates expression of the progesterone receptor. J Biol Chem 275(34):26551–26555

21.Chen H et al 2007 HOXA5 acts directly downstream of retinoic acid receptor beta and contributes to retinoic acid-induced apoptosis and growth inhibition. Cancer Res 67(17):8007–8013

22.Shaoqiang C et al 2013 Expression of HOXD3 correlates with shorter survival in patients with invasive breast cancer. Clin Exp Metastasis 30(2):155–163

23.Shah N et al 2013 HOXB13 mediates tamoxifen resistance and invasiveness in human breast cancer by suppressing ER-alpha and inducing IL-6 expression. Cancer Res 73(17):5449–5458

24.Gendronneau G et al 2012 The loss of Hoxa5 function causes estrous acyclicity and ovarian epithelial inclusion cysts. Endocrinology 153(3):1484-1497

25.ChengWet al 2005 Lineage infidelity of epithelial ovarian cancers is controlled by HOX genes that specify regional identity in the reproductive tract. Nat Med 11(5):531-537

26.Naora H et al 2001 Aberrant expression of homeobox gene HOXA7 is associated with mullerian-like differentiation of epithelial ovarian tumors and the generation of a specific autologous antibody response. Proc Natl Acad Sci U S A 98(26):15209-15214

27.Yamashita T et al 2006 Suppression of invasive characteristics by antisense introduction of overexpressed HOX genes in ovarian cancer cells. Int J Oncol 28(4):931-938

28.Ota T et al 2009 Expression and function of HOXA genes in normal and neoplastic ovarian epithelial cells. Differentiation 77(2):162-171

29.Davidson B et al 2011 Gene expression signatures differentiate ovarian/peritoneal serous carcinoma from breast carcinoma in effusions. J Cell Mol Med 15(3):535-544

30.Cantile M et al 2003 Hyperexpression of locus C genes in the HOX network is strongly associated in vivo with human bladder transitional cell carcinomas. Oncogene 22(41):6462–6468

31.Marra L et al 2013 Deregulation of HOX B13 expression in urinary bladder cancer progression. Curr Med Chem 20(6):833–839

32.CantileMet al 2011 Expression of lumbosacral HOX genes, crucial in kidney organogenesis, is systematically deregulated in clear cell kidney cancers. Anticancer Drugs 22(5):392–401

33.Miller GJ et al 2003 Aberrant HOXC expression accompanies the malignant phenotype in human prostate. Cancer Res 63(18):5879–5888

34.Waltregny D et al 2002 Overexpression of the homeobox gene HOXC8 in human prostate cancer correlates with loss of tumor differentiation. Prostate 50(3):162–169

35.Axlund SD, Lambert JR, Nordeen SK 2010 HOXC8 inhibits androgen receptor signaling in human prostate cancer cells by inhibiting SRC-3 recruitment to direct androgen target genes. Mol Cancer Res 8(12):1643–1655

36.Ramachandran S et al 2005 Loss of HOXC6 expression induces apoptosis in prostate cancer cells. Oncogene 24(1):188–198

37.Kim SD et al 2010 HOXB13 is co-localized with androgen receptor to suppress androgen-stimulated prostate-specific antigen expression. Anat Cell Biol 43(4):284–293

38.Chen J et al 2013 HoxB3 promotes prostate cancer cell progression by transactivating CDCA3. Cancer Lett 330(2):217–224

39.Chen JL et al 2012 Deregulation of a Hox protein regulatory network spanning prostate cancer initiation and progression. Clin Cancer Res 18(16):4291–4302

40.Javed S and Langley SE 2013 Importance of HOX genes in normal prostate gland formation, prostate cancer development and its early detection. BJU Int

41.Omatu T (1999) [Overexpression of human homeobox gene in lung cancer A549 cells results in enhanced motile and invasive properties]. Hokkaido Igaky Zasshi 74(5):367–376

42.Abe M et al (2006) Disordered expression of HOX genes in human non-small cell lung cancer. Oncol Rep 15(4):797–802

43. Bodey B et al 2000 Immunocytochemical detection of homeobox B3, B4, and C6 gene product expression in lung carcinomas. Anticancer Res 20(4):2711–2716

44. Takahashi Y et al 2004 Expression profiles of 39 HOX genes in normal human adult organs and anaplastic thyroid cancer cell lines by quantitative real-time RT-PCR system. Exp Cell Res 293(1):144–153

45. Costa BM et al 2010 Reversing HOXA9 oncogene activation by PI3K inhibition: epigenetic mechanism and prognostic significance in human glioblastoma. Cancer Res 70(2):453–462

46. Murat A et al 2008 Stem cell-related "self-renewal" signature and high epidermal growth factor receptor expression associated with resistance to concomitant chemoradiotherapy in glioblastoma. J Clin Oncol 26(18):3015–3024

47. Gaspar N et al 2010 MGMT-independent temozolomide resistance in pediatric glioblastoma cells associated with a PI3-kinase-mediated HOX/stem cell gene signature. Cancer Res 70(22):9243–9252

48. Gallo M et al 2013 A tumorigenic MLL-homeobox network in human glioblastoma stem cells. Cancer Res 73(1):417–427

49. Tabuse M et al 2011 Functional analysis of HOXD9 in human gliomas and glioma cancer stem cells. Mol Cancer 10:60

50. Sun L et al 2011 MicroRNA-10b induces glioma cell invasion by modulatingMMP-14 and uPAR expression via HOXD10. Brain Res 1389:9–18

51. Procino A. The paralogous group HOX 13 discriminates between normal colon tissue and colon cancer J Mol Genet Med Journal Molecular and Gentic Medicine 2014 Sep 30 (8):130.

52. Kanai M et al 2010 Aberrant expressions of HOX genes in colorectal and hepatocellular carcinomas. Oncol Rep 23(3):843–851

53. Vider BZ et al 2000 Deregulated expression of homeoboxcontaining genes, HOXB6, B8, C8, C9, and Cdx-1, in human colon cancer cell lines. Biochem Biophys Res Commun 272(2):513–518

54. Vider BZ et al 1997 Human colorectal carcinogenesis is associated with deregulation of homeobox gene expression. Biochem Biophys Res Commun 232(3):742–748

55. Liao WT et al 2011 HOXB7 as a prognostic factor and mediator of colorectal cancer progression. Clin Cancer Res 17(11):3569–3578

56. Sanz-Pamplona R et al 2011 Gene expression differences between colon and rectum tumors. Clin Cancer Res 17(23):7303–7312

57. Li Y, Yang XH, Fang SJ, Qin CF, Sun RL, Liu ZY, Jiang BY, Wu X, Li G HOXA7 stimulates human hepatocellular carcinoma proliferation through cyclin E1/CDK2. Oncol Rep. 2015 Feb;33(2):990-6.

58. Wang KC, Yang YW, Liu B, Sanyal A, Corces-Zimmerman R, Chen Y, et al. A long noncoding RNA maintains active chromatin to coordinate homeotic gene expression. Nature 2011;472:120-124.

59. Small KM, Potter SS. Homeotic transformations and limb defects in Hox A11 mutant mice. Genes Dev 1993;7:2318-2328.

60. Davis AP, Witte DP, Hsieh-Li HM, Potter SS, Capecchi MR. Absence of radius and ulna in mice lacking hoxa-11 and hoxd-11. Nature 1995; 375:791-795.

61. Fromental-Ramain C, Warot X, Messadecq N, LeMeur M, Dolle P, Chambon P. Hoxa-13 and Hoxd-13 play a crucial role in the patterning of the limb autopod. Development 1996;122:2997-3011.

62. Quagliata L, Matthias S.M, Piscuoglio S, Arabi L, Ruiz C, Procino A, Kovac M, Moretti F, Makowska S, Boldanova T, Anderson J.B, Hammerle M, Tornillo L, Heim M.H, Diederichs S, Cillo C and Terracciano L. lncRNA HOTTIP/HOXA13 expression is associated with disease progression and

predicts outcome in hepatocellular carcinoma patients. *Hepatology* 2013 Sep 20.

63. Kuo CC, Lin CY, Shih YL, Hsieh CB, Lin PY, Guan SB, Hsieh MS, Lai HC, Chen CJ, Lin YW. Frequent methylation of HOXA9 gene in tumor tissues and plasma samples from human hepatocellular carcinomas. Clin Chem Lab Med. 2014 Aug;52(8):1235-45

64. Procino A. HOX genes and oncogenesis Journal Molecular and Gentic Medicine 2014 Oct 15 (8):130

65. Wang P, Gao Q, Suo Z, Munthe E, Solberg S, Ma L, Wang M, Westerdaal NA, Kvalheim G, Gaudernack G. Identification and characterization of cells with cancer stem cell properties in human primary lung cancer cell lines. *PLoS One* 2013; 8: e57020

66. Vermeulen L, Todaro M, de Sousa Mello F, Sprick MR, Kemper K, Perez Alea M, Richel DJ, Stassi G, Medema JP. Single-cell cloning of colon cancer stem cells reveals a multi-lineage differentiation capacity. *Proc Natl Acad Sci USA* 2008; 105: 13427-13432

67. Williams K, Giridhar PV, Kasper S. CD44 Integrated Signaling in Stem Cell Microenvironments. In: Dittmar T, Zänker KS, editors. Role of Cancer Stem Cells in Cancer Biology and Therapy. Florida: CRC Press, 2013: 129-150

68. Sell S. On the stem cell origin of cancer. *Am J Pathol* 2010; 176: 2584-2494

69. Abate-Shen C. Deregulated homeobox gene expression in cancer: cause or consequence? *Nat Rev Cancer* 2002; 2: 777-785

70. Velu CS, Chaubey A, Phelan JD, Horman SR, Wunderlich M, Guzman ML, Jegga AG, Zeleznik-Le NJ, Chen J, Mulloy JC, Cancelas JA, Jordan CT, Aronow BJ, Marcucci G, Bhat B, Gebelein B, Grimes HL. Therapeutic antagonists of microRNAs deplete leukemia-initiating cell activity. *J Clin Invest* 2014; 124: 222-236

71. Klein D, Benchellal M, Kleff V, Jakob HG, Ergün S. Hox genes are involved in vascular wall-resident multipotent stem cell differentiation into smooth muscle cells. *Sci Rep* 2013; 3: 2178

72. Bhatlekar S, Addya S, Salunek M, Orr CR, Surrey S, McKenzie S, Fields JZ, Boman BM. Identification of a developmental gene expression signature, including HOX genes, for the normal human colonic crypt stem cell niche: overexpression of the signature parallels stem cell overpopulation during colon tumorigenesis. *Stem Cells Dev* 2014; 23: 167-179

CONCLUSIONI

Sulla base delle considerazioni fatte nel presente testo frutto della revisione della letteratura scientifica nonché della mia esperienza personale, emerge chiaramente che l'espressione aberrante di uno o più membri del circuito HOX caratterizza le diverse neoplasie anche in base al tipo di tessuto ed alla localizzazione del tumore. Abbiamo visto che esistono differenze sistematiche di espressione nei tessuti tumorali rispetto a controlli. Altro fattore fondamentale nello studio dei geni HOX nelle patologie tumorali, è riferito al grado di espressione genica; poiché spesso si osserva un diverso livello di attività di questi geni, quando confrontiamo tessuti tumorali con tessuti normali. Ad esempio abbiamo visto che i geni HOXC4, HOXC9, HOXC11 e HOXC13 sono upregolati prevalentemente nella gran parte dei tumori qui descritti, ad eccezione del cancro ovarico; mentre i geni HOXA9 e HOXB13 sono identificati come gli elementi più comunemente alterati nei tumori descritti.

In generale, i geni del locus HOXA sono spesso segnalati come tipici del cancro al seno ed ovario, i geni del locus HOXB sarebbero principalmente coinvolti nei tumori del colon, i geni del locus HOXC li identifichiamo nella prostata e nel polmone, infine i geni del locus HOXD per i tumori del colon e della mammella.

Particolarmente interessante è l'osservazione che i geni HOX presenti nella regione posteriore del circuito, in particolare HOXA9-13, HOXB9, HOXB13, HOXC9-13, HOXD9-13, spesso sono upregolati nei tumori solidi precedentemente descritti. Inoltre, i tumori del colon, prostata e del polmone cioè tessuti che condividono una comune origine embrionale endodermica, tendono a condividere lo stesso pattern di espressione dei geni dei locus HOXA e HOXB rispetto, ad esempio, al tessuto tumorale del seno la cui origine e ectodermica. Questo suggerisce che neoplasie che interessano tessuti con le stesse origini embrionali condividono similitudini nel pattern di espressione dei geni del circuito HOX.

Pertanto, l'aberrante attività del network HOX diventa cruciale durante l'evoluzione del tumore, (come evidenziato nel precedente capitolo). E' molto probabile che il cambio del pattern di espressione dei geni HOX durante la trasformazione neoplastica, sia dovuta: i) tipo di cancro, ii) stadio del tumore ed, in alcuni casi iii) localizzazione anatomica.

Evidenze scientifiche, aggiungono anno dopo anno nuove prove che confermano il ruolo cruciale che i geni HOX rivestono non solo nel controllo del piano dello sviluppo embrionale, ma anche nella carcinogenesi; questi processi sono regolati attraverso un fine meccanismo che vede coinvolti anche lncRNAs e miRNAs. L'insieme delle interazioni tra geni del circuito HOX, RNA non codificanti e cofattori (PBX, Meis-1 e Meis-2), si esplicita nella riprogrammazione della cellula attraverso il controllo della memoria cellulare, con conseguente trasformazione del fenotipo normale verso il fenotipo neoplastico. Quindi lo studio del coinvolgimento dei geni HOX nelle diverse neoplasie, è un passo essenziale per lo sviluppo di nuove terapie geniche mirate. La consapevolezza che esiste una espressione differenziale dei geni HOX nelle diverse patologie tumorali, è un punto cruciale per stimolare la ricerca in tal senso, con l'obiettivo di aumentare le nostre conoscenze riguardo i meccanismi di controllo dell'oncogenesi nell'uomo e di conseguenza sviluppare nuove terapie anti-cancro.

I risultati ottenuti con il circuito ci permettono di definire i geni HOX come fattori cruciali sia nello sviluppo tumorale, sia come biomarcatori da utilizzare per studi di sensibilità alle terapie anti-cancro. Le ricerche future dovranno essere indirizzate allo sviluppo di strategie terapeutiche capaci di agire nel controllo del network dei geni HOX, se questi determinano la neoplasia; mentre se l'aberrante espressione del circuito è una conseguenza della cancerogenesi, allora i geni HOX dovranno essere considerati come specifici biomarkers durante le fasi iniziali dello sviluppo neoplastico e studiati in base alla loro sensibilità alle terapie anti-cancro.

Infine, (ma non perché meno importante) sarà utile cercare di capire se esiste una relazione tra alterata attività dei geni del circuito HOX e le caratteristiche delle cellule staminali cancerogene, nonché il ruolo che il network riveste nell'autorigenerazione del segnale delle cellule staminali cancerogene.

Sulla base di questi presupposti, in futuro ci troveremo ad analizzare nuovi risultati che saranno cruciali per l'evoluzione dello studio delle patologie tumorali; inoltre, assisteremo ad un rinnovamento culturale e mentale dell'ambiente medico-scientifico nei confronti della ricerca sul cancro, questo determinerà lo sviluppo di nuovi sistemi diagnostici e terapeutici.

RINGRAZIAMENTI

Ringrazio e dedico il manoscritto a mia figlia e mia moglie Donatella; in particolare per la pazienza e la fiducia che mi accorda continuamente, senza di lei questo libro non avrebbe mai visto la luce, sua è la scelta dell'immagine di copertina.

Dedico questo manoscritto alla mia famiglia ed in particolare a mia cognata Patrizia, per la battaglia che sta affrontando. A mia sorella Anna, spero possa trovare la forza per vincere la malattia e mi auguro che in futuro la ricerca possa portare alla scoperta di nuove terapie affinché nessun essere umano debba trovarsi nella situazione in cui si trova lei oggi ti voglio bene sorellina.

Infine voglio ricordare tutti i ricercatori precari che, come me, lavorano in questo settore da anni senza aspettative di carriera, scarsa (a volte assenza) di remunerazione, senza aspettative pensionistiche. Figli di un dio minore vittime di un sistema politico-universitario (e non) che non lascia spazio a chi chiede solo di lavorare per amore della ricerca, perché spinti da una (forse insana) curiosità scientifica e dalla voglia di contribuire al miglioramento delle qualità della vita umana.

A mio padre Antonio

"Quando uno scienziato importante ma anziano afferma che qualcosa è possibile,
ha quasi sempre ragione. Quando dice di qualcosa che è impossibile,
con ogni probabilità si sta sbagliando. L'unico modo per scoprire i limiti del possibile
sta nell'andare un po' oltre e avventurarsi nell'impossibile."
Michiio Kaku

*
* *

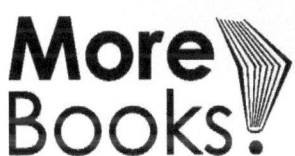
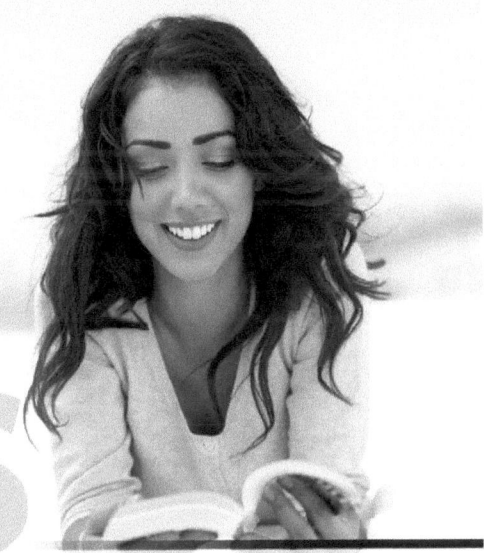 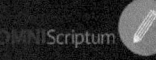

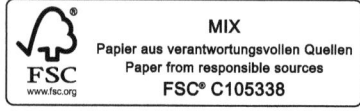
Printed by Books on Demand GmbH, Norderstedt / Germany